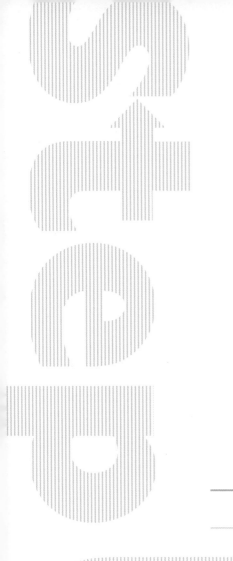

ステップアップ
病理学ノート
第2版

編著・江口正信
公立福生病院臨床検査科部長

scio
Publishers Inc.

サイオ出版

編著：江口正信　公立福生病院臨床検査科部長

著者：江口正信　同上
　　　山村彰彦　東京都がん検診センター検査科部長
　　　青木裕志　順天堂大学医学部順天堂医院人体病理病態学講座

本書の使い方

病理学とは、疾患の原因・経過・結果を究明する学問です。つまり、「なぜ人は病気なるのか」「その仕組みはどうなっているのか」を解明し、治療に役立てるものです。さまざまな患者さんが抱える疾患を理解することは、日常のケアにつながります。病理学は、そのための基礎学問といえます。

病理学も覚えることはとても多いし、難解な漢字もたくさん出てきます。解剖生理学などと同じように苦手意識をもっている方も多いのではないいでしょうか。そんな学生の方々のために、病理学の基本をわかりやすく、ていねいに解説しました。

● 各Chapterとも、重要語句を赤字にしたり、穴埋め記述式の問題にしました。お手持ちの赤色のチェックペンやチェックシートを活用することによって、暗記のために繰り返し使えるノートに早変わりします。授業の前に、試験の前に、書いて、調べて確実に身につくことができるようにしました。

● 難解な漢字を少しでも克服したいと考えている皆さんには、ところどころに「読み書きできれば、病理学がもっと身近に！　病理学の用語」を用意しました。これをクリアするだけでも次のステップに進めます。

● 巻末にある「実力アップ！　精選問題」を解くことで、病理学の知識がどこまで理解することができたかを確認することができます。また、看護師国家試験に出題された過去問も多く掲載してあります。どの項目が重要なのかがわかりますし、皆さんの目標に応じた勉強方法につながるはずです。

江口　正信

Contents

Contents

Contents

1 病理学とは

次の文章の空欄に、適切な語句を語句群から選び、記入しなさい。

語句群：原因、結果、治療、実験、経過、観察、人体、動物、機能的、形態的

● 病理学は、疾患の（①　　　　）・（②　　　　）・（③　　　　）を究明する学問であり、主に各
臓器・組織・細胞の（④　　　　）変化を検索する。

● 現在では基礎医学としての立場とともに、臨床医学とより密接な関係をもちながら、医療の最
前線で活動する実践的な学問であり、医療の質的向上に貢献している。

● 病理学には、小動物などを用いて疾患モデルをつくり、人体で起こる疾患の解明を目的とする
（⑤　　　　）病理学と、臓器や組織・細胞の形の変化に注目して病気の原因や診断を決める
（⑥　　　　）病理学（臨床病理学、診断病理学ともいう）に大別される（**図1-1**）。

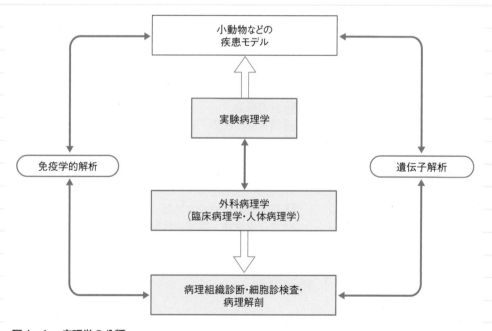

図1-1　病理学の分類

2 ▶ 病気の原因

次の文章の空欄に、適切な語句を語句群から選び、記入しなさい。

語句群(重複使用可)：要因、病因、内因、外因、医原、個人、一般、先天、後天、化学、生物学、
物理、免疫学、内分泌、栄養、副作用

● 病気(疾患・疾病)の原因を病因という。病因には、内因と外因があり、多くの疾患は、両者の
相乗作用によって起こると考えられている(**図1-2**)。

● 同じ環境にあっても病気になる人とならない人があるが、個人が有する病気にかかりやすい性
質や原因となるものを(① ____)という。病気にかかりやすい性質として次のような素因が
あげられる。

・(② ____)**的素因**：年齢・性・人種などに共通する素因である。

・(③ ____)**的素因**：ホルモン分泌のバランスが崩れることが疾患の原因となる。

・(④ ____)**的素因**：染色体や遺伝子の異常が疾患の原因となる。

・(⑤ ____)**的素因**：抗原・抗体反応(免疫反応)が疾患の原因となる。

● 病気の外因は主に次のものに分類される。

・(⑥ ____)**的因子**：細菌やウイルス、真菌、寄生虫、原虫、リケッチアなどの病原微
生物。

・(⑦ ____)**的因子**：強酸や強アルカリ、一酸化炭素、水銀、鉛などの種々の有害な化
学物質。

・(⑧ ____)**的因子**：外傷や熱傷、凍傷、紫外線、放射線など。

・(⑨ ____)**障害**：各栄養素の過不足やビタミン欠乏など。

● 医療の進歩によって、治療上必要とされる薬剤などによる(⑩ ____)や二次的な障害が
発生する機会が増えつつある。このように、医療行為が原因となる病気を(⑪ ____)病
〔(⑫ ____)性疾患〕とよぶ。

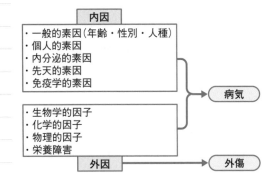

図1-2 病気の原因

次の文章と図1-3の空欄に、適切な語句を語句群から選び、記入しなさい。

語句群（重複使用可）：検体、生検、解剖、術中迅速、摘出標本、悪性、良性、炎症、損傷、肉腫、腺腫、上皮性、非上皮性、ギムザ、ヘマトキシリン・エオジン、チールネルゼン、乾燥、感染、自家融解、生理食塩、エタノール、ホルマリン、生体、病理

● 病理組織検査の目的には、生体から切除された組織片の顕微鏡標本を作製し、形態学的変化をとらえ、組織学的な診断を下すことをいう。この診断を下す医師を病理医とよぶ。

● 病理組織診断の種類には、❶患者の病変部位から採取された小切片に対して病理組織診断を下す（①　　　　　）診断、❷治療のために、外科的に切除された組織や臓器を検索する摘出標本に対する診断、❸手術中に病変の一部や切除断端部から得られた小組織片より、悪性病変の有無や病変の広がりを確かめ、手術方針や摘出範囲を決定する（②　　　　　　　）診断がある。

● 病理組織診断の目的は、採取された組織（検体）が❶腫瘍か非腫瘍性病変かの判定、腫瘍であれば❷腫瘍の由来、❸悪性腫瘍か良性腫瘍かの判定、❹病変の広がり・悪性度の検査などを目的としている（図1-3）。

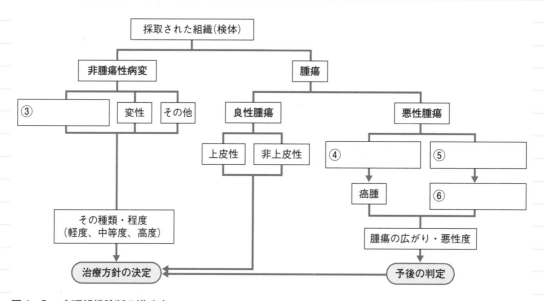

図1-3　病理組織診断の進め方

病理組織標本の作製

● 細胞・組織の各成分を、いろいろな色素を使って染め分けると、識別が容易になる。光学顕微鏡で観察する組織標本の最も基本的な染色法として、（⑦　　　　　　　　　　　）染色（HE染色）がある。また、必要に応じて、種々の特殊染色法も行われる。

●採取した組織片は、（⑧　　　　　）させないように、ただちに適当な大きさの広口ビンに入れ、通常は（⑨　　　　　　　）液を8分目くらいに充たして、（⑩　　　　　）検査室に送る。組織片を扱うときに、ピンセットなどで強くつまみ、挫滅（ざめつ）することのないように注意する。

●摘出した検査材料を、手術室などの暖かい部屋に長く放置しておくと、表面が乾燥し、組織の（⑪　　　　　　　）が進む。

●採取後ただちに固定処理ができないときは、（⑫　　　　　　　）液で濡らしたガーゼで検体の上をおおうか、またはビニールに包み冷蔵庫に保存する。

●（⑬　　　　　　　）検査の検体や、特殊検査に用いる検体は、ホルマリン液で固定すると検査が不可能となるため、検体摘出後ただちに生理食塩液に浸した状態で病理検査室へ送る。

4 病理学的検査②細胞診検査

次の文章の空欄に、適切な語句を語句群から選び、記入しなさい。

> 語句群：塗抹、擦過、剥離、穿刺吸引、固定、捺印、良性、悪性、陰性、陽性、偽陽性、不明

●細胞診検査とは、喀痰、尿および体腔液(胸水や腹水、髄液（ずいえき）、関節液（かんせつえき）など)中の剥離した細胞や、病変部より擦過（さっか）あるいは吸引して得た細胞、その他の形態を観察し、良性・悪性の判定や炎症による変化などを判定する。

・（①　　　　　）細胞診：喀痰、尿および体腔液(胸水や腹水、髄液、関節液など)中に剥離した細胞が検体となる。

・（②　　　　　）細胞診：子宮頸部（けいぶ）や子宮体部、気管支および体表のびらん面などから擦過した細胞が検体となる。

・（③　　　　　）細胞診：身体の比較的浅い部位に発生した腫瘍から穿刺（せんし）および吸引によって得られる細胞が検体となる。

・（④　　　　　）細胞診：摘出された腫瘍より捺印（なついん）(スタンプ)して得られた細胞が検体となる。

●検体採取から塗抹（とまつ）、固定するまでの時間は、全体に短いほうが好結果が得られる。通常用いられているパパニコロウ染色では湿固定(エタノール固定)を行うが、その際、検体をスライドグラスに塗抹後ただちに標本を固定液槽に浸す。ギムザ染色を行う場合は乾燥固定を行うが、その際、検体を塗抹後にすぐに標本を乾燥させる。

細胞診の判定

●細胞診の判定には、パパニコロウ分類が主に用いられ、その判定基準は以下のとおりである。

・Class I　異型細胞は認められない。 ┐
・Class II　異型細胞の所見を認めるが、悪性の証拠はない。 ┘（⑤　　　　　）
・Class III　悪性の疑いのある細胞診所見であるが、悪性と判定できない。（⑥　　　　　）
・Class IV　悪性の疑い濃厚な細胞診所見 ┐
・Class V　悪性と断定し得る細胞診所見 ┘（⑦　　　　　）

次の文章の空欄に、適切な語句を語句群から選び、記入しなさい。

> 語句群：死因、病因、治癒過程、治療方針、治療効果、臨床病理、病理解剖、献体、法医、
> 司法、系統、行政

● 病死した遺体を解剖し、病理解剖時の肉眼的な所見を通じて、臨床診断に対する評価を下し、また直接的・間接的な（①　　　　　　）を診断する。

● 各臓器より作製した病理組織標本を検索し、臨床診断との対比を総合的に調べ、また（②　　　　　　　　）や（③　　　　　　　　　）を評価する。

● これらの結果をまとめ、剖検診断書を作製し、（④　　　　　　　　）検討会（CPC）などをとおして臨床側に報告する。

病理解剖以外の人体解剖

● 人体解剖には、病理解剖以外に、以下のようなものがある。

・（⑤　　　　　）解剖：大学の医学部などで行われる、解剖実習の主体となるもの。学生教育のために、献体された遺体に対して行う。

・（⑥　　　　　）解剖：不自然死あるいは異常死体や伝染病、中毒などの原因で死亡した疑いがある場合や、医療行為の過失ははっきりしないが、死因が明らかでない場合に行われる解剖。監察医が行なう。

・（⑦　　　　　）解剖：刑事的な犯罪に関係ある場合、またその疑いのある場合や、医療行為に過失があり、業務上過失致死（刑法211条）が疑われる場合に行われる解剖。法医解剖ともよぶ。

ちょっと難解!? 病理学の用語

読み書きできれば、病理学がもっと身近に!

問題1 下線部分のひらがなを漢字に、漢字はその読みを書いてください（解答は別冊p.6）。

問題	解答	解説
① <u>しっかん</u>		病気のこと。
② <u>疾病</u>		病気のこと。
③ <u>そいん</u>		病気にかかりやすい性質のこと。一般的素因、内分泌的素因、先天的素因、免疫学的素因、生物学的素因、化学的素因などがある
④ 術中<u>迅速</u>診断	術中　　　診断	手術中に病変の一部や切除断端部から得られた組織片より、手術方針や摘出範囲を決定するための診断
⑤ <u>剥離</u>		はがすこと、はがれること。剥離細胞診（喀痰や尿、体腔液などにはがれ落ちた細胞を検体として検査・診断すること）
⑥ <u>擦過</u>		こすること。擦過細胞診（子宮頸部や子宮腟部、気管支などからこすりとった細胞を検体として検査・診断すること）
⑦ <u>喀痰</u>		痰を吐き出すこと。吐いた痰のこと。
⑧ <u>穿刺</u>		血液や骨髄液、体液などを採取するために血管や骨髄、腹腔内に針を刺すこと
⑨ <u>塗抹</u>		塗りつけること。塗抹検査（スライドガラス上に細菌を塗抹させ、各種染色後に顕微鏡下で細菌の形態などを検査する）
⑩ <u>剖検</u>		直接的・間接的死因を調べるために、病死した遺体を病理解剖し、検査すること
⑪ <u>滲出</u>		液体がしみ出ること。毛細血管から組織液が血管外にしみ出ること
⑫ <u>膨隆</u>		皮膚や粘膜の局所的なふくらみ。うっ血では、局所の静脈血貯留により容積の増量（膨隆）と硬化がみられる
⑬ <u>狭窄</u>		徐々に狭く小さく（細く）なること。血栓や塞栓が原因で静脈が狭窄するとうっ血が生じる
⑭ <u>梗塞</u>		ふさがってしまい通じなくなること。終動脈内に血栓が生じて閉塞が起こると、その動脈の支配する領域で梗塞が生じる
⑮ <u>塞栓</u>		血液中の栓子（異物や凝血塊）が血管を塞ぎ、血流を遮断すること。血栓塞栓や腫瘍塞栓、空気塞栓、脂肪塞栓などがある
⑯ <u>虚血</u>		局所的な動脈閉塞により臓器や組織に流入する血液量が著しく減少した状態で、虚血性心疾患や一過性脳虚血発作などがある
⑰ <u>壊死</u>		生体内における細胞や組織の局所的な死のこと。不可逆的な変化。循環障害や物理的・化学的障害、細菌毒素が原因
⑱ <u>絞扼</u>		組織や血管が締めつけられる状態。血管の閉塞が原因となる絞扼性イレウスでは腸管壊死がみられる
⑲ <u>浮腫</u>		顔や手足など末端にみられる腫れのことで、水腫、むくみともよぶ。組織液の過剰な増加や体腔液の貯留が原因
⑳ <u>膠質</u>浸透圧	浸透圧	タンパク質による浸透圧のこと。血液と組織液が毛細血管壁を隔てた両者の濃度を一定にするための浸透圧

1 先天異常とは

次の文章の空欄に、適切な語句を語句群から選び、記入しなさい。

語句群：奇形、先天異常、代謝異常、障害、欠損、遺伝子、ゲノム

● 出生前に、種々の原因による異常を生じたものを(① 　　　　　　　　)とよぶ。また、先天異常によって形態的な異常を生じたものを(② 　　　　)とよぶ。

● 先天異常は、(③ 　　　　　　)病(遺伝子の異常)、染色体異常症(配偶子病：染色体自体の異常)、胎芽病(受精後3か月の器官形成が行われている時期に障害が発生)、胎児病(妊娠3か月を過ぎた胎児に有害な因子が加わって発生)に分類される。

● 奇形は、その成り立ちから、発育の抑制、過剰な発育、融合不全、臓器の位置異常に分類される。

2 遺伝子病

次の文章の空欄に、適切な語句を語句群から選び、記入しなさい。

語句群(重複使用可)：優性、劣性、ホモシスチン、フェニルケトン、造血、肝機能、精神発達、
　　　　　　　　　脳症、核上性麻痺、筋ジストロフィー

● 遺伝子病とは、遺伝子自身の異常が原因となる疾患であり、単一遺伝子の異常(メンデル遺伝病)では遺伝形式によって常染色体優性遺伝と常染色体劣性遺伝、X染色体連鎖劣性遺伝(伴性遺伝：異常を有する遺伝子がX染色体上にあるもの)に分類される(図2-1)。

・常染色体(① 　　　　)遺伝病：主な疾患に、家族性高コレステロール血症、多発性嚢胞腎、遺伝性球状赤血球症、マルファン症候群、レックリングハウゼン病などがある。

・常染色体(② 　　　　)遺伝病：代表的な疾患の1つに(③ 　　　　　　　　　　)尿症がある。フェニルアラニン水酸化酵素の活性が著しく低下しているため、体内にフェニルアラニンやその代謝産物が蓄積され、(④ 　　　　　　　　)遅滞や行動、反射の異常をきたす疾患である。そのほか、鎌状赤血球症、膵嚢胞線維症、糖原病、チロジン症などがある。

・X染色体連鎖(⑤ 　　　　)遺伝病(伴性遺伝)：主な疾患に進行性
(⑥ 　　　　　　　　：デュシェンヌ型)、血友病、色覚異常などが知られている。

ⓐ常染色体優性遺伝病

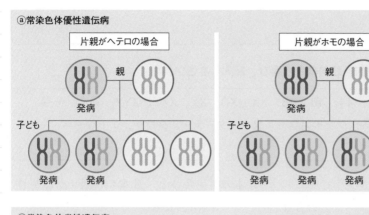

常染色体優性遺伝病で、片親がヘテロ（発病者）の場合は半数の子どもが発症する。片親がホモの場合（通常致死的なため、きわめてまれ）はすべての子どもが発症する。

ⓑ常染色体劣性遺伝病

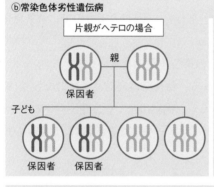
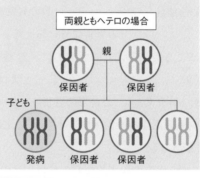

常染色体劣性遺伝病の場合、発症するのは両親ともにヘテロの場合のみで、確率1/4である。両親がいとこ（近親）結婚の場合、子どもに発病者が生じやすい。

ⓒX染色体連鎖劣性遺伝病

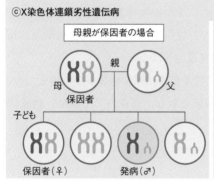
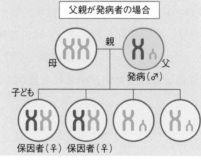

X染色体連鎖劣性遺伝病では、保因者の母親から生まれた男児のみが発症する（確率1/4）。発症している父親から発症者が生まれない点が特徴的である。

図2-1　遺伝子病の遺伝形式

（堤寛：新訂版クイックマスター病理学，第2版，p.58，サイオ出版，2018より改変）

3 配偶子病

次の文章の空欄に、適切な語句を語句群から選び、記入しなさい。

> 語句群：12、22、23、24、44、46、48、XX、XO、XY、XXY、XYY、異常、分裂、
> 常染色体、性染色体、クラインフェルター、ターナー、ダウン、エドワーズ、
> 21トリソミー

● ヒトの染色体は、（①　　　　　）対（②　　　　　）本の常染色体と、2本の性染色体〔男性：
（③　　　　　）、女性（④　　　　　）〕の合計（⑤　　　　　）本からなる。

● 配偶子病とは、染色体自身の（⑥　　　　　）（数の異常や一部分の欠損）によるもので、常染色体
の異常と（⑦　　　　　　　　）の異常に分けらえる。

● 常染色体の異常による疾患の代表的なものに、21番目の染色体が1本多い（⑧　　　　　　　　　）
症候群があり、（⑨　　　　　　　　　　　　）とよばれる。精神発達遅滞、特徴的な顔貌（扁
平な鼻根部、短頸、耳介変形）、心奇形の合併などがみられ、高齢出産で頻度が上昇する。

● 他に18トリソミー（18番目の染色体が1本多い）、13トリソミーや猫なき症候群（5番目の短
腕の部分欠失）などがある。

● 性染色体の異常による疾患の代表的なものには、次の2つがある。

・（⑩　　　　　　　　　）症候群：女性の性染色体のうち、1つが欠けている状態（通常はXX
であるものがXOの状態となる）。外性器は女性型だが、性腺（卵巣）の無形成や低形成（形成
が悪い状態）を示す。翼状頸もみられる。一般に精神発達遅滞はない。

・（⑪　　　　　　　　　　　　　　　）症候群：男性の性染色体にX染色体が1つ増えたもの
（XXY型）。外性器は男性型だが、全体に女性的な印象を示し、高身長でやせ型、精巣（睾丸^{こう}_{がん}）の発育が悪い。

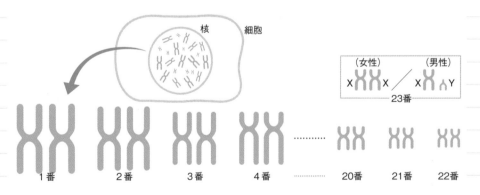

細胞の核の中には、長さ約2mものDNAが複雑に折りたたまれて保存されている。細胞分裂の際に46本の染色体に分離する。染色体の大きさや形がさまざまで、大きいものから順に番号がつけられている。性染色体にはX、Yの2種類がある（女性＝XX、男性＝XY）。Y染色体は小さい。

図2-2　ヒトの染色体　　（堤寛：新訂版クイックマスター病理学，第2版，p.56，サイオ出版，2018より改変）

4 ▶ 胎芽病・胎児病

次の文章の空欄に、適切な語句を語句群から選び、記入しなさい。

語句群(重複使用可)：受胎、胎芽、胎嚢、胎児、感染、中毒、抗原、抗体、抗原抗体、血液型、
　　　　　　　　　ABO式、Rh式

● 受精後３か月の器官形成が行われている時期を(①　　　　　)期とよぶ。この時期に風疹などの
発育阻害をきたす因子が加わって起こる先天異常を(②　　　　)病とよぶ。

● 妊娠３か月を過ぎた胎児期に有害な因子が加わって起こる異常を(③　　　　)病とよぶ。経胎
盤性の胎児への(④　　　　)(トキソプラズマ症、先天梅毒)や血液型不適合妊娠などが原因と
なる。

● 母児間に(⑤　　　　)不適合があると、胎盤を通過した胎児赤血球が母体の血中に入るこ
とにより(⑥　　　　)が産生される。これが胎児内に入ると(⑦　　　　)反応により
胎児赤血球の溶血を起こす。(⑧　　　　)不適合妊娠はRh(－)の母親とRh(＋)の児との
間で起こりやすく、(⑨　　　　)不適合妊娠はO型の母親と児がA型、B型の場合に起こ
りやすい。

5 ▶ 奇形の成り立ち

次の文章の空欄に、適切な語句を語句群から選び、記入しなさい。

語句群：発生、発育、過剰、融合不全、分裂異常、位置異常

● 奇形は、その形態上、次のように分類される。
　・(①　　　　)の抑制：臓器の無形成、低形成や欠損症、開存症など。
　・(②　　　　)な発育：内臓巨大症、多指症、多乳房症など。
　・(③　　　　)：兎唇や双角子宮など。
　・臓器の(④　　　　)：完全あるいは部分的内臓逆位症など。

● 奇形の発生にかかわる因子(催奇形性因子)として、病的遺伝子や染色体の異常、母体の年齢、
栄養的因子、内分泌障害(性ホルモンの異常)、母体の感染(トキソプラズマ・ウイルスなど)、
胎盤の異常や異常出産、化学的因子(酸素欠乏や妊娠中毒および薬剤、アルコール)、放射線障
害などがある。

1 循環

次の文章の空欄に、適切な語句を語句群から選び、記入しなさい。

語句群(重複使用可)：組織、血液、リンパ、動脈、静脈、大動脈、大静脈、左心房、右心房、
左心室、右心室、肺動脈、肺静脈、動脈血、静脈血、動脈瘤、静脈瘤、皮静脈、
肝動脈、門脈、側副、脾臓、膵臓、腹膜、上腸間膜、外頸、内頸、腋窩、鎖骨下

● 循環とは、身体の約60％を占める水分(とくに細胞外液)の流れを規定するものを循環とよび、
（①　　　　　　　）循環と（②　　　　　　　）循環に大別される。

● 血液循環は、大循環系(体循環)と小循環系(肺循環)に分けられる（**図3-1**）。

　　・大循環系：心臓（③　　　　　　　）→（④　　　　　　　）→全身の動脈(中・小動脈)→毛細血管

　　→全身の静脈→上・下大静脈→心臓（⑤　　　　　　　）までの経路

　　・小循環系：心臓（⑥　　　　　　　）→（⑦　　　　　　　）→肺(毛細血管)→肺静脈→心臓

　　（⑧　　　　　　　）までの経路

● 解剖学的に、心臓から出る血管を（⑨　　　　）、心臓に入る血管を（⑩　　　　）と規定されて
いるために、肺静脈には（⑪　　　　　　　）、肺動脈には（⑫　　　　　　　）が流れる。

● 消化管から吸収された栄養素は、主に（⑬　　　　　　　）静脈を介して、（⑭　　　　　）から
は鉄の成分が脾静脈を介して、（⑮　　　　　　　）とよばれる血管に集まり、肝臓に貯蔵される。

● 本来の血管が閉塞あるいは狭窄し、血流が障害された場合、通常の生理的な血液の流れ以外に、
特殊な血行路に流れる状態を（⑯　　　　　　）循環とよぶ。

● 肝臓が高度に硬化(線維化)する肝硬変では、この循環により食道に（⑰　　　　　　　）を形成す
る。これは（⑱　　　　　）系に血液がうっ滞することによって、胃・食道静脈が瘤状に拡張する。

● 毛細血管から滲出した液体を（⑲　　　　　）液とよぶ。この液体の一部は再び血管に戻るが、残
りはリンパ液となって、リンパ管内を流れる。この経路を（⑳　　　　　　　）循環とよぶ。組織
液→毛細リンパ管→リンパ管→(リンパ節)→(静脈角)→静脈

● 静脈角とは、左の（㉑　　　　　　　）静脈と（㉒　　　　　　　）静脈との合流部で、リンパ液が静
脈内に流れ込む。

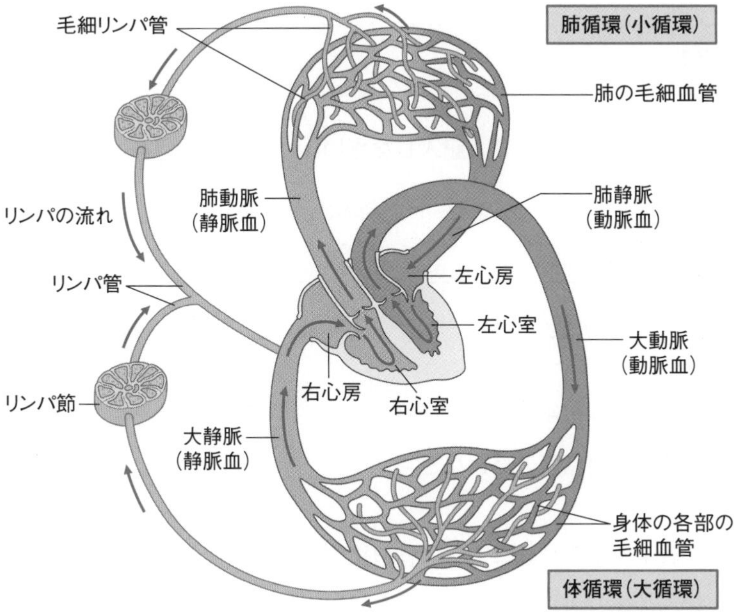

図3-1　血液循環

2　出血

次の文章の空欄に、適切な語句を語句群から選び、記入しなさい。

> 語句群：滲出、漏出、梗塞、破綻、出血、吐血、喀血、下血、潜血、血尿、血胸、血腫、白色、
> 黒色

●ヒトの全血液量は、体重の７〜８％を占めるが、全血液量の１/３以上を一度に失うと生命に
　危険な状態となる。

出血の分類

●全血液成分が血管外に出る状態を（①　　　　　）とよぶ。血管壁の損傷によって発生する出血を
　（②　　　　　）性出血とよび、外傷性出血、侵食性出血、血管壁自体の病変による出血、高血圧
　性出血などがある。一方、出血性素因（血液凝固系の異常など）や血管壁が透過しやすい状態に
　よる場合を（③　　　　　）性出血とよぶ。

出血の部位による分類

●出血の部位によって、それぞれ以下のようによばれる。
　・（④　　　　　）：上部消化管出血→食道や胃からの血液を吐き出す。
　・（⑤　　　　　）便や（⑥　　　　　）便：食道や胃、腸管からの出血→便中に血液の混在
　・（⑦　　　　　）：呼吸器系よりの血液を喀出する。
　・（⑧　　　　　）：腎・尿路系よりの出血
　・（⑨　　　　　）：胸腔内の出血

17

3 充血とうっ血

次の文章の空欄に、適切な語句を語句群から選び、記入しなさい。

語句群：充血、虚血、うっ血、出血、浮腫、チアノーゼ、発赤、炎症性、動脈性、筋性、
生理的、機能的、心機能、腎機能

● 動脈に血液が増加し、うっ滞する状態を（①　　　　）、静脈に血液がうっ滞する状態を
（②　　　　）とよぶ。

● 充血（じゅうけつ）は、原因によって以下のように分類される。

　・（③　　　　）充血：消化時の胃粘膜の充血など。

　・血管運動神経の異常によるもの。

　・（④　　　　）充血：血管平滑筋の弛緩による血管の拡張。

　・（⑤　　　　）充血：炎症部位の血管拡張作用による充血。

● 局所の充血では動脈血の流入により、鮮紅色（せんこうしょく）を呈し、温度の上昇や膨隆（ぼうりゅう）・拍動（はくどう）を認めるが、炎症性充血を除いて一過性の変化であり、もとの状態に戻る（可逆性（かぎゃくせい）の変化）。

● うっ血の原因は、（⑥　　　　）低下によるもの（うっ血性心不全）と、静脈の狭窄（きょうさく）や閉塞（へいそく）によるもの（血栓や塞栓が原因となる場合や、腫瘍などによる血管壁外からの圧迫）がある。

● うっ血の初期では、局所の静脈血貯留により（⑦　　　　）を呈し、容積の増量（膨隆）と硬化を示す。また、慢性のうっ血では、（⑧　　　　）（水腫（すいしゅ））を引き起こし、赤血球の漏出も起こりやすくなる。

4 血栓

次の文章の空欄に、適切な語句を語句群から選び、記入しなさい。

語句群：出血、凝血、血栓、血球、血栓塞栓、血流、血液成分、血管壁、毛細血管

● 血管内で固まった血液の成分を（①　　　　）とよび、血管内壁に付着している。

● 血管内の血液が固まりやすくなる状態として、以下のようなものがあげられる。

　・（②　　　　）自体の変化：動脈硬化や血管炎など。

　・（③　　　　）の変化：血小板の増加、血液の濃縮。

　・（④　　　　）の遅滞・変化：血圧低下などに基づく血流速度の遅れ。動脈瘤・静脈瘤な（りゅう）どによる血流の変化。

● 動脈内に血栓（けっせん）が生じ、とくに終動脈に閉塞が起こると、その動脈が支配する領域での梗塞（こうそく）が生じる。静脈内に血栓が生じると、血栓部より末側に浮腫による腫脹（しゅちょう）や、ときに漏出性（ろうしゅつせい）出血が起こる。また、これらの血栓が剥離（はくり）（遊離（ゆうり））すると（⑤　　　　）症を生じる。

5 塞栓

次の文章の空欄に、適切な語句を語句群から選び、記入しなさい。

> 語句群：血栓、栓子、貧血、血栓塞栓、血液、空気、カルシウム、脂肪、腫瘍、骨髄異形成、
> 播種性血管内凝固、敗血症、虚血、うっ血、出血傾向、血圧低下、ショック

塞栓の分類

● 血液中の異物や凝血塊〔これらを（① 　　　　　）とよぶ〕の種類により、次のように分類される。

・遊離した血栓による**塞栓**：（② 　　　　　　　　　）症。

・（③ 　　　　　）**塞栓**：血管内に侵入したがんや肉腫などの腫瘍細胞によって血管が詰まる。

・（④ 　　　　　）**塞栓**：外科手術や静脈注射などで誤って血管内に空気が混入した場合や潜函病
でみられる。

・（⑤ 　　　　　）**塞栓**：骨折時に骨髄の脂肪細胞が血管を閉塞することで生じる。

DIC

● DICとは、（⑥ 　　　　　　　　　　　　　　　）症候群のことで、disseminated intravascular
coagulation の略である。

● DICの原因として、悪性腫瘍や敗血症などの感染症、白血病（とくに急性前骨髄球性白血病）、
産科疾患、急性膵炎、手術後などがある（**図3-2**）。

● 全身の細小血管（主に毛細血管）内に微小血栓（フィブリン血栓）の形成が起こり、凝固因子・血
小板の消費による（⑦ 　　　　　　　）や、臓器の循環不全による（⑧ 　　　　　）性変化を
起こした状態である。

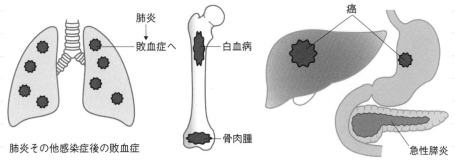

肺炎その他感染症後の敗血症

図3-2　DICの原因

6 ▶ 梗塞

次の文章の空欄に、適切な語句を語句群から選び、記入しなさい。

語句群：梗塞、閉塞、凝固、融解、壊疽、出血、貧血、浮腫、血圧低下、動脈硬化、敗血症

●局所的な動脈閉塞による臓器の虚血・貧血による部分的な壊死を(①　　　　)という。原因と
　しては、(②　　　　　　　)や血栓・塞栓などが多い。その他、腫瘍などによる血管の圧迫、
　絞扼による血管の閉塞(絞扼性イレウスによる腸管壊死など)、血管攣縮などによる動脈の機能
　的収縮がある。
●梗塞の分類として、原因により以下のとおりに分類される。
　・(③　　　　　)性梗塞：白色梗塞ともよばれる。終動脈の支配(1本の動脈の支配)を受ける臓
　　器内の梗塞(心臓・脾臓・腎臓の梗塞)(図3-3)
　・(④　　　　　)性梗塞：二重の血管支配を受ける臓器や、発達した血管吻合を有する臓器内の
　　梗塞(肺・肝臓・小腸などの梗塞)(図3-4)
　・(⑤　　　　　)性梗塞：細菌塊による梗塞や周囲の化膿性炎症を合併する。
●心臓や腎臓などの梗塞巣は構成する細胞の変性や壊死により(⑥　　　　)壊死の形態をとる。
　脳梗塞では(⑦　　　　)(液化)壊死の形態をとるので、脳軟化症ともよばれる(図3-5)。

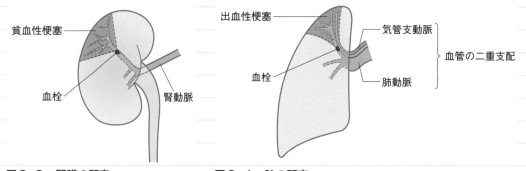

図3-3　腎臓の閉塞　　　　　図3-4　肺の閉塞

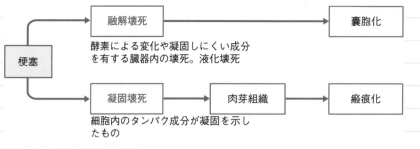

図3-5　梗塞の経過・結果

7 ▶ 浮腫（水腫）

次の文章の空欄に、適切な語句を語句群から選び、記入しなさい。また、（　）内の適切な語句を選択しなさい。

> 語句群：腫脹、浮腫、うっ滞、うっ血、閉塞、タンパク、カリウム、カルシウム、門脈圧、静脈圧、肝炎、肝硬変、脳浮腫、肺水腫、全身、頭部、肺、下肢、眼瞼、心臓性、腎性

● 組織液の過剰な増加と体腔液の貯留により（①　　　　　）が生じる。原因には、局所の炎症による血管壁透過性の亢進、うっ血による毛細血管内圧の上昇、低（②　　　　　）血症（低アルブミン血症）や電解質異常による血漿膠質浸透圧の低下、悪性腫瘍によるリンパ管の閉塞に伴うリンパ液の循環障害などがある。

● 心不全に伴う浮腫では、右心不全では（③　　　　　）性の浮腫が、左心不全では（④　　　　　）の浮腫が特徴的にみられる。

● 血漿膠質浸透圧の低下は、ネフローゼ症候群など腎臓の疾患でみられ、全身性の浮腫が生じ、とくに（⑤　　　　　）周囲の浮腫が目立つ。これを（⑥　　　　　）浮腫とよぶ。

● 肝性浮腫では、（⑦　　　　　）によりアルブミンの合成低下により低アルブミン血症と（⑧　　　　　）亢進症がみられる。

● （⑨　　　　　）性浮腫は、上大静脈症候群では肺癌による上大静脈の閉塞に伴う両上肢、頭部、顔面にみられる。下大静脈閉塞症では胃癌や子宮癌による下大静脈の閉塞に伴い両下肢に、みられる。

体腔液（浮腫液）の分類

● 濾出液：主に低タンパク血症などでみられる。淡黄色で透明、線維素量、タンパク量は少なく、比重は低く、リバルタ反応は（⑩　**陽性　　陰性**　）である。

● 滲出液：主に炎症時などでみられる。混濁、線維素量は多く、またタンパク量も多く、比重は高く、リバルタ反応は（⑪　**陽性　　陰性**　）である。

死因となる浮腫

● （⑫　　　　　）は、肺胞内に浮腫液が貯留し、呼吸不全の原因となる。原因疾患には、うっ血性心不全、尿毒症、ショックがある。

● （⑬　　　　　）は、脳の腫脹による頭蓋内圧亢進が生じ、脳ヘルニアの原因となる。原因疾患には、脳炎、脳梗塞、脳腫瘍、頭部外傷がある。

8 ショック

次の文章の空欄に、適切な語句を語句群から選び、記入しなさい。また、（ ）内の適切な語句を選択しなさい。

語句群：外傷、出血、心原、腎原、神経原、敗血症、アナフィラキシー、内分泌、低血糖、
意識消失、呼吸不全、脈拍触知不能、蒼白、冷汗、虚脱

- ショックは、大量の出血や心筋梗塞などにより心機能が低下した場合や、熱傷・外傷、細菌感染などにより微小循環系の異常をきたした場合に起こる。
- ショックは末梢組織への血液量が高度に減少することにより、生理機能が障害される状態をいい、進行すると死に至る。ショックは以下のように分類されている。
  - （①　　　　）性ショック：体内あるいは体外への大量出血
  - （②　　　　）性ショック：心筋梗塞、心内膜炎などによるもの。
  - （③　　　　　）性ショック（細菌性ショック）：グラム陽性細菌の感染や、グラム陰性細菌（桿菌）のエンドトキシンによるもの。
  - （④　　　　）性ショック：外傷によるもの。
  - （⑤　　　　　）性ショック：神経系の障害などによるもの。
  - （⑥　　　　　　　）ショック：Ⅰ型アレルギー反応。
  - （⑦　　　　　　）性ショック：甲状腺機能低下症、下垂体機能不全など。
- ショックにおける症状（いわゆる "ショックの5P"）としては、以下のものがある。
  - （⑧　　　　：pallor）
  - （⑨　　　　：prostration）
  - （⑩　　　　：perspiration）
  - （⑪　　　　：pulselessness）
  - （⑫　　　　：pulmonary deficiency）
- その他、血圧の（⑬ **上昇**　**低下**　：初期では血圧が比較的保たれることもある）や尿量の（⑭ **増加**　**減少**　：乏尿）、精神的不安感、冷感、発汗、悪心や嘔吐などがみられる。脈拍数は（⑮ **増加**　**減少**）し、微弱となる。

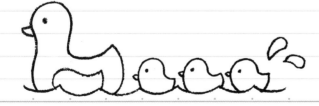

読み書きできれば、病理学がもっと身近に！

ちょっと難解!? 病理学の用語

問題2 下線部分のひらがなを漢字に、漢字はその読みを書いてください（解答は別冊p.6）。

問題	解答	解説
① **萎縮**		小さくなること。組織や臓器を構成する細胞の容積や数が減少することによって生じる、単純萎縮と数的萎縮がある
② **ひだい**		太って大きくなること。組織や臓器を構成する細胞の容積が増大したり、細胞の数の増加すること
③ **瘢痕**		外傷や手術、火傷の後などにみられる傷あとのこと。膠原線維が過剰に蓄積されたものを肥厚性瘢痕という
④ **黄疸**		血液中のビリルビンの上昇により皮膚や粘膜、その他諸臓器が黄染される状態。溶血性黄疸、肝性黄疸、閉塞性黄疸に分類される
⑤ **溶血**		なんらかの原因により赤血球の細胞膜が破れて、原形質が流失した状態
⑥ **貧血**		赤血球の減少により、ヘマトクリット値が低くなった状態かヘモグロビン値の低い状態
⑦ **融解**		固体が液体に変化すること。酵素による変化や凝固しにくい成分を有する臓器内の壊死を融解壊死とよぶ
⑧ **壊疽**		壊死組織の二次的な感染や腐敗菌の感染による壊死を伴う炎症などの結果生じた変化のこと
⑨ **蜂窩織炎**		結合組織内の好中球の浸潤を主体とする化膿性炎症のこと。急性虫垂炎でしばしばみられる
⑩ **肉芽組織**	組織	リンパ球や線維芽細胞などを主体とする細胞浸潤と毛細血管の新生からなる組織。やや経過すると線維性肉芽組織に置き換わる
⑪ **粟粒結核**	結核	結核菌が血行性に散布されて、種々の臓器に結核性病巣を形成した状態のこと。肝臓や脾臓、腎臓などにできやすい
⑫ **潰瘍**		皮膚や粘膜の表面が炎症により崩れてできた傷が深く欠損した状態。表層部の欠損は、びらん（糜爛）とよぶ
⑬ **紅斑**		毛細血管の拡張により皮膚の表面に発赤を伴った状態。全身性エリテマトーデスにみられる蝶形紅斑や結節性紅斑などがある
⑭ **感作T細胞**	T細胞	同じ抗原の再刺激に反応可能な状態（免疫を獲得している状態）になっているT細胞のこと
⑮ **蕁麻疹**		皮膚の一部が盛り上がる疾患で、即時型アレルギー反応による
⑯ **拒絶反応**	反応	同種の他の固体から移植された臓器・組織を異物として認識し、これを排除しようとする免疫反応
⑰ **膠原病**	病	全身の結合組織を系統的に侵し、原因不明で慢性の経過をたどる炎症性疾患群。自己抗体の出現など免疫異常がみられる
⑱ **日和見感染**	感染	通常は無害な菌やウイルスが、免疫能の低下した患者に感染症を起こすこと。がん患者やエイズ患者などにみられる
⑲ **嚢胞**		身体のなかにできた病的な袋状のもの。液体成分で満たされ、上皮細胞でおおわれている
⑳ **播種**		種を播く（まく）ように全身に疾患が広がること。播種性血管内凝固症候群では、全身の毛細血管内で微小血栓が起こる

Chapter 4 物質代謝障害

1 代謝障害

次の文章の空欄に、適切な語句を語句群から選び、記入しなさい。

語句群：成長発育、物質交換、物質代謝、循環機能、呼吸障害、虚血、うっ血

● 代謝障害とは、身体の細胞や組織の恒常性を保つ（① 　　　　　　　）に異常が加わった状態
である。原因としては、（② 　　　　　　）（酸素不足）、物理的障害（外傷、機械的圧排、放射線、
温熱刺激）、化学的障害（薬物、毒性物質）、感染（ウイルス、細菌など）がある。

2 萎縮・肥大

次の文章の空欄に、適切な語句を語句群から選び、記入しなさい。

語句群(重複使用可)：数、質量、容積、生理的、質的、数的、単純、減数、圧迫、過形成、肥満、
栄養障害性、内分泌性、機能性、進行性、廃用性

● 臓器や組織が萎縮すると小さくなるが、これは構成細胞の（① 　　　　）や（② 　　　　）が減少
するからである。構成細胞の容積の減少による（③ 　　　　）萎縮と構成細胞数の減少による
（④ 　　　　）萎縮に分類される（図4-1）。

● 萎縮は、原因によって以下のようなものがある。
　・（⑤ 　　　　　　　）萎縮：加齢によるもので、脳の萎縮、肺の弾性低下、骨髄の脂肪化、骨の
　　萎縮（骨粗鬆症）、卵巣や睾丸などの生殖器官の萎縮
　・（⑥ 　　　　　　　）萎縮：飢餓時やがんの悪液質による萎縮

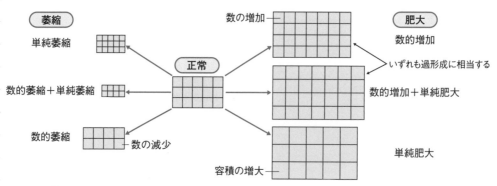

図4-1　萎縮と肥大・過形成

・(⑦　　　　　　）萎縮：組織や臓器への持続する機械的な圧迫による萎縮。水腎症や水頭症など。

・無為萎縮：(⑧　　　　　　　　）萎縮ともよばれる。長期臥床患者の下肢の筋肉の萎縮などでみられ、回復可能である。

・神経性萎縮：筋萎縮性側索硬化症など神経機能の異常による筋萎縮。

・物理的障害：放射線障害など

●肥大は、構成細胞の(⑨　　　　　　）の増大による単純肥大状態であり、構成細胞数の増加による数的増加状態は(⑩　　　　　　）とよばれる。

●肥大は、原因によって以下のようなものがある。

・(⑪　　　　　　　　）肥大：作業性肥大ともよばれる。負荷の増大や代償作用によるもので、高血圧症の心肥大、一側の腎臓摘出後の残った腎臓の代償性肥大など。

・(⑫　　　　　　　　）肥大：ホルモンの分泌異常や加齢による不均衡で起こるもので、バセドウ病での甲状腺腫大、前立腺肥大、乳腺症など。

・**再生による肥大**：骨折後の過剰骨形成や外傷・手術後の肥厚性瘢痕。

・**突発性肥大**：原因が不明なもの。特発性心筋症。

3 変性

次の文章の空欄に、適切な語句を語句群から選び、記入しなさい。

> 語句群：正常、異常、障害、生理的、原発、続発、閉塞、溶血、肝、アレルギー、コロイド、アミロイド、ビリルビン、インスリン、糖原、糖タンパク、脂肪、脂肪滴、粘液、浮腫、水腫、硝子、網膜症、腎症、脳症、神経障害、動脈硬化

●変性とは、細胞や組織の障害時にみられる(①　　　　　）物質の出現(沈着)や(②　　　　　）物質でも多量の沈着や異常な部位への沈着を示す状態をいう。

●変性には、沈着する物質により、以下のように分類される。

・(③　　　　　　　）変性：線維性タンパク質の一種が組織に沈着した状態で、これをアミロイドーシスとよぶ。結核症や関節リウマチ、膠原病など慢性炎症に続いて発症する疾患を(④　　　　　）性アミロイドーシスとよび、多発性骨髄腫に伴うアミロイドーシス、および原因不明のものを(⑤　　　　　）性アミロイドーシスとよぶ。

・(⑥　　　　　）(滴)**変性**：硝子様物質の沈着や細胞質の変化を示すもの。

・(⑦　　　　　）**変性**：細胞内に粘液物質の異常貯留をみるもの。

・(⑧　　　　　　）**変性**：細胞内にコロイド物質がみられるもの。

・(⑨　　　　　）(空胞)**変性**：細胞内の胞体内に水分の貯留が亢進し、顕微鏡で観察すると空胞状にみえる状態。

・(⑩　　　　　）**変性**：酸素欠乏などの細胞障害によって、細胞内に(⑪　　　　　　　）の沈着を生じる。脂肪肝などが代表例。

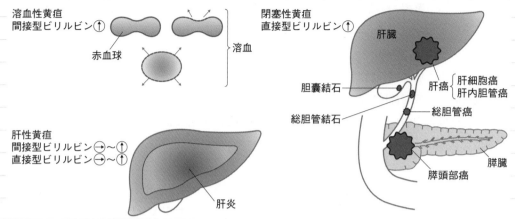

溶血性黄疸
間接型ビリルビン(↑)

赤血球

溶血

閉塞性黄疸
直接型ビリルビン(↑)

肝臓

胆嚢結石

肝癌 { 肝細胞癌
肝内胆管癌

総胆管結石

総胆管癌

膵臓

膵頭部癌

肝性黄疸
間接型ビリルビン(→)～(↑)
直接型ビリルビン(→)～(↑)

肝炎

図4-2　黄疸の種類

・(⑫　　　　　)**変性**：細胞内に多量のグリコーゲンが過剰に沈着した状態。糖原病が代表疾患
である。

糖尿病

●糖尿病とは、(⑬　　　　　　　　　)の絶対的あるいは相対的な不足によって引き起こされる
糖代謝異常の状態であり、血糖値の上昇や尿糖の出現が持続して認められ、全身の臓器や組織
に障害をもたらす疾患である。

●糖尿病が長期間続くと、全身の毛細血管に(⑭　　　　　　　　　)が沈着する。
(⑮　　　　　　　　)をきたし、沈着する部位によって、さまざまな症状が出現する。視力が
減退する糖尿病性(⑯　　　　　)、腎不全に至る糖尿病性(⑰　　　　　)、知覚障害をきたす
糖尿病性(⑱　　　　　)などの合併症がある。

黄疸

●胆汁中や赤血球に含まれる色素である(⑲　　　　　　　　　)が、血液中に高度に増加し、
皮膚や粘膜、その他の諸臓器を黄染するため、黄疸とよばれる。

●黄疸を引き起こす原因によって、以下のとおりに分類される(**図4-2**)。
・(⑳　　　　)**性黄疸**：新生児溶血性貧血など溶血性貧血に伴う。
・(㉑　　　　)**性黄疸**：肝細胞障害時にみられる。
・(㉒　　　　)**性黄疸**：胆道結石や胆管癌、膵頭部癌などによる胆道の閉塞が原因となる。

4 ▶ 壊死

次の文章の空欄に、適切な語句を語句群から選び、記入しなさい。

語句群：壊死、壊疽、凝血、凝固、溶解、融解

●生体内における細胞や組織の局所的な死を(①　　　　)とよび、不可逆的な変化である。

●壊死の原因には、以下のものがある。

・循環障害：血行障害による虚血性変化(梗塞にみられる壊死)。

・物理的・化学的障害：温熱の変化によるもの(熱傷、凍傷)、放射線などによる物理的障害、強酸・強アルカリなどによる化学的障害。

・細菌毒素

●壊死の種類には、細胞内のタンパク成分が凝固を示したものである(② 　　　)壊死、酵素による変化や凝固しにくいタンパク成分を有する臓器内の壊死である(③ 　　　)壊死(液化壊死)、壊死組織の2次的な感染や、腐敗菌の感染による壊死を伴う炎症などの結果生じた変化である(④ 　　　)などがある。

5 再生

次の文章の空欄に、適切な語句を語句群から選び、記入しなさい。

語句群：治癒、回復、再生、成長、増加、過剰、生理的、完全、不完全

●皮膚や粘膜などに壊死や外傷などにより欠損した場合、新生した皮膚や粘膜によってもとの状態に戻すことを(① 　　　)という(図4-3)。

●粘膜と皮膚・爪・血球などが生理的に消失した場合に、これを補うことを(② 　　　)再生という。

●再生は、完全に既存の構造に修復される(③ 　　　)再生以外に、病的再生に含まれる不完全な形で修復される(④ 　　　)再生、骨折後の過剰骨形成などのような(⑤ 　　　)再生の3つに分けられる。

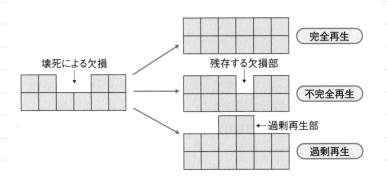

図4-3　再生の形態

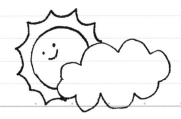

Chapter 5 炎症

1 炎症の原因

次の文章の空欄に、適切な語句を語句群から選び、記入しなさい。

語句群：物理的、化学的、生理的、機能的、易感染、自己抗体、病原性微生物

● 炎症とは、さまざまな障害性因子に対しての生体の防御反応である。その原因として以下のことがある。

・① (   )：細菌やウイルス、真菌、クラミジア、リケッチア、スピロヘータ、原虫、寄生虫による炎症。感染症を意味する。

・② (   )因子：温熱刺激や電気的刺激、放射線、紫外線、機械的な刺激など。

・③ (   )因子：薬物や強酸・強アルカリ刺激、体内で産生される毒素など。

● これらの障害性因子のほかに、④ (   )の出現による自己免疫疾患がある。

2 炎症の徴候

次の文章の空欄に、適切な語句を語句群から選び、記入しなさい。

語句群：熱感、皮疹、疼痛、感染、壊死、腫脹、発赤、機能障害、意識障害

● 炎症とは、「赤く、腫れて、全身または局所に熱を伴い、痛い」と知られ、2000年も前にセルスス(30BC～38AD)が提唱した古典的な炎症の4徴候がある。

・① (   )：血管の拡張により皮膚や粘膜の一部が赤くなること。

・② (   )：液体の血管外への貯留により、組織や器官の一部が腫れること。

・③ (   )：血管が拡張し、血流が一時的に増加することにより熱く感じる症状。

・④ (   )：組織液(間質液)の貯留による組織圧の上昇や、内因性の発痛物質(ブラジキニンなど)による痛み

・⑤ (   )：通常の動作が困難となる。機能の喪失〔ガレノス(129～200)が提唱〕、これを加えて炎症の5徴候とよぶ。

3 炎症の分類

次の文章の空欄に、適切な語句を語句群から選び、記入しなさい。

語句群：亜急性、急性、慢性、滲出性、感染性、増殖性、変質性、壊疽性、好酸球、好中球、
マクロファージ、水腫、腫瘍、膿瘍、化膿、蓄膿

炎症の分類

●炎症は時期や経過により急性炎症と慢性炎症とに分類され、さらにその中間には亜急性炎症と
よばれる状態がある。

●（①　　　　　　）炎症は、臨床的には数日から3～4週間の経過をとる。炎症部位に好中球を主体
とする細胞浸潤とフィブリンの析出などがみられる。滲出性変化や循環障害が主体となる。

●（②　　　　　　）炎症は、4週間以上の経過をとる。炎症部位にリンパ球・形質細胞を主体とする
細胞浸潤やマクロファージ、線維芽細胞などがみられる。血管内皮細胞の増生による血管新生
および線維芽細胞の増殖と線維化が強く、増殖性炎の形をとることが多い。

●さまざま原因で組織が障害を受けると炎症がみられる。その炎症の経過を図5-1に示す。

炎症の組織反応による分類（形態的分類）

●炎症の原因の違いにより組織の変化が異なるため、次のような形態的分類がある。

・（③　　　　　　　　）炎症：細胞や組織内の変性あるいは部分的な壊死が主体となる炎症。ウイ
ルス感染による変化が代表的なもの（ウイルス性肝炎など）。

・（④　　　　　　　　）炎症：滲出物を伴う炎症。滲出物の種類により5つ（漿液性炎症、カタル
性炎症、線維素性炎症、化膿性炎症、出血性炎症）に分類される。

・（⑤　　　　　　　　）炎症：細胞増殖を主体とする炎症。線維芽細胞増殖による線維増生や、糸
球体腎炎における内皮細胞やメサンジウム細胞の増生がある（肝硬変、肉芽腫症）。

・（⑥　　　　　　　　）炎症：は細胞・組織の大部分が壊死に陥る炎症であり、細菌感染が加わり
壊疽となる（壊疽性虫垂炎など）。

●化膿菌の感染などが原因となる化膿性炎症では、（⑦　　　　　　　　）を主体とする炎症細胞の浸
潤があり、膿を形成する。限局した膿の塊を形成する（⑧　　　　　　　）、副鼻腔炎などにより体腔
内に膿の貯留を示す（⑨　　　　　　）症、ばらばらと結合組織内に浸潤する蜂窩織炎の3つに分類
される。

4 ▶ 特異性炎症とは

次の文章の空欄に、適切な語句を語句群から選び、記入しなさい。

> 語句群：炎症、線維芽、多核巨、形質、粟粒、播種、転移、肺、脊髄、リンパ節、壊疽性、肉芽
> 腫性、肉芽腫、ゴム腫、類上皮、乾酪壊死、扁平コンジローマ、カポジ肉腫、硬性下疳

●結核症や梅毒、サイコイドーシス、らいなどは、菌体を貪食（どんしょく）するマクロファージに由来する
（①　　　　　　　）細胞や（②　　　　　　　）細胞およびリンパ球などにより構成される結節状の
塊である（③　　　　　　）の形成を特徴としている。この特徴をもつ炎症を特異性炎症（とくいせい）（肉芽
腫性炎症）とよぶ。

結核症

●結核症のほとんどは、（④　　　　　　）を第一の感染の場とする。肺内の初感染病巣と所属リンパ
節（主に肺門リンパ節）内の結核性炎を合わせて初期変化群とよび、その多くは治癒（ちゆ）に向かうか、
炎症が休止した状態となる。

●結核症の進展形成は、血行性進展、リンパ行性進展、管内性進展の３つがある。

●結核菌が血行性に散布されて、種々の臓器（とくに肝臓や脾臓、腎臓）に結核病巣を形成した状
態を（⑤　　　　）結核という。

梅毒

●梅毒トレポネーマの感染によって起こる（⑥　　　　　　　　　）炎症。通常、第１期梅毒から第
４期梅毒まで分類される。

・**第１期梅毒**（感染後３か月まで）：初期硬結（こうけつ）や（⑦　　　　　　　　　）がみられる。男性では亀
頭や包皮などで、女性では陰唇や腟などに生じる硬い丘疹の中央部が浅く潰瘍化する。

・**第２期梅毒**（感染後３年目まで）：梅毒疹や（⑧　　　　　　　　　　）がみられる。⑧は、
肛門や外陰部、口角、腋窩などの浸軟した扁平隆起性丘疹（へんぺい）が生じ、びらんや潰瘍（かいよう）を伴い悪臭
を放つ。

・**第３期梅毒**（感染後３年目以降）：皮膚・筋肉・骨の破壊（はかい）などと（⑨　　　　　　　　）を形成する。

・**第４期梅毒**（感染後10年目以降）：神経梅毒—進行麻痺や脊髄癆（せきずいろう）

サルコイドーシス

●20代に好発する原因不明の全身性疾患であり、両側の肺門リンパ節の腫大や肺内の肉芽腫の
形成を示す。形成された肉芽腫は結核性肉芽腫と類似するが、中心部の乾酪壊死（かんらくえし）がみられない。
ぶどう膜炎や結節性紅斑（こうはん）様の皮膚症状などもみられる。

らい

●らい菌の感染による肉芽腫性炎症で、らい腫型（顔面にらい結節を形成）と類結核型（皮膚や神
経に結核結節様の肉芽腫を形成）の２つに分類される。

5 免疫とは

次の文章の空欄に、適切な語句を語句群から選び、記入しなさい。

語句群：IgG、IgF、抗体、抗原、液性、獲得、細胞性、肥満、形質、補体、免疫グロブリン、
マクロファージ

● 免疫とは、「自己」と「非自己（＝異物）」を認識し、「非自己」に対する生体の反応で、非自己が体
内に侵入した際に、これを特異的に排除する仕組みである。

● 生体とって「非自己（＝異物）」とは、細菌やウイルス、異種タンパク質や癌細胞、他人から移植
された臓器などがあり、それらを（①　　　　　　）とよぶ。そして、それぞれの①に結合し、
さまざまな反応を引き起こす（②　　　　　　）が存在している（抗原抗体反応）。

● 抗原抗体反応に関与するのがリンパ球で、T細胞（Tリンパ球）とB細胞（Bリンパ球）があり、
それぞれが①を排除する役割を担う。

● T細胞（Tリンパ球）が主体となり、人体に侵入する微生物や異物の攻撃・排除を担う免疫反応
を（③　　　　　　）免疫とよぶ。T細胞の「T」とは、胸腺（thymus）由来による。

● 抗原刺激を受けた感作T細胞（免疫を獲得してる状態）は、ヘルパーT細胞、細胞傷害性T細胞
などに分化する。ナチュラルキラー細胞（NK細胞）は、抗原刺激のない状態でも存在し、細胞
傷害を示す細胞である。

● ヘルパーT細胞から放出されたサイトカイン（インターロイキンやインターフェロンなど）によ
り活性化した（④　　　　　　）とよばれる大型貪食細胞やT細胞、NK細胞が、これら
の有害な抗原を細胞の中に取り込んだり、感染細胞を破壊する（図5-1）。

● 抗原に対して特定の抗体をつくり、それにより生体防御する仕組みを（⑤　　　　　　）免疫と
よぶ。この仕組みを担うのがB細胞（Bリンパ球）で、末梢血のリンパ球の約15％を占めている。

● 抗原刺激を受けたB細胞は、ヘルパーT細胞から産生されるサイトカイン（分化を促進）の作用
を受けながら、（⑥　　　　　）細胞に分化し、（⑦　　　　　　　　　　　）とよばれる抗体
を産生する（図5-2）。この抗体は、（⑧　　　　　）、IgA、IgM、IgD、IgEの5種類がある。
抗体はウイルスなどの身体に有害な微生物や異物に結合し、補体の作用も加わり、溶解作用を
示したり、白血球・マクロファージによる貪食や除去を起こす。

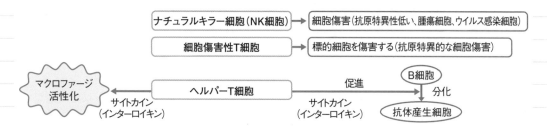

図5-1　主なT細胞の種類とその働き

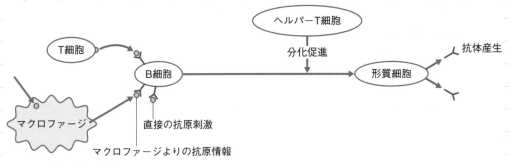

図5-2 液性免疫のしくみ

6 アレルギー反応とは

次の文章の空欄に、適切な語句を語句群から選び、記入しなさい。

> 語句群：T、B、遅延、即時、形質、アルサス、ニューキノロン、アレルギー、液性、細胞性、
> 細胞傷害、アナフィラキシーショック、自己免疫、組織適合性、拒絶反応、自己抗体

●生体を守るための免疫反応が過剰に出現し、炎症が強く起こる状態を（①　　　　　　　）反
応とよび、大きくⅠ型～Ⅴ型に分類される（クームス分類）。

・Ⅰ型アレルギー：（②　　　　　　　）型アレルギーあるいはアナフィラキシー反応ともよばれ
る。IgE抗体と肥満細胞が結合し、抗原と反応することによって、刺激を受けた肥満細胞か
ら化学伝達物質（ヒスタミンなど）が放出されて起こる反応で、好酸球の浸潤を伴う（**図5-
3**）。気管支喘息、アレルギー性鼻炎、アレルギー性結膜炎、蕁麻疹などがある。虫刺症や
薬剤などによる（③　　　　　　　　）も含まれる。

・Ⅱ型アレルギー：（④　　　　　　　　）型アレルギーともよばれる。標的細胞表面の抗原と
IgG、IgMなどの免疫グロブリンが結合し、これに補体が関与して起こる反応（**図5-4**）。
血液型不適合反応による溶血性貧血、特発性血小板減少性紫斑病、リウマチ性心筋炎、潰瘍
性大腸炎などがある。

・Ⅲ型アレルギー：（⑤　　　　　　　　）型アレルギーともよばれる。抗原と抗体が結合した
抗原抗体複合物に補体が結合し、これが組織に沈着した場で炎症反応が起こる（**図5-5**）。
全身性エリテマトーデス、関節リウマチ、腎炎の一部などがある。

・Ⅳ型アレルギー：（⑥　　　　　　　）型アレルギーともよばれる。感作T細胞と抗原の反応に
よる（⑦　　　　）免疫反応であり、（⑧　　　　　）細胞から放出されたサイトカインによる
マクロファージの浸潤や直接的な障害によって細胞障害が起こる。発現までに時間がかかる。
ツベルクリン反応、移植免疫（拒絶反応）、接触性皮膚炎などがある（**図5-6**）。

・Ⅴ型アレルギー：抗受容体反応型アレルギーともよばれる。Ⅱ型アレルギー反応の亜型で、
抗受容体抗体の機能に影響し、機能亢進状態を示す。例としてバセドウ病にみられる甲状腺
刺激免疫グロブリンなどがある。

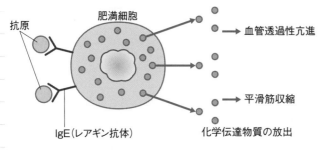

図5-3　Ⅰ型アレルギー

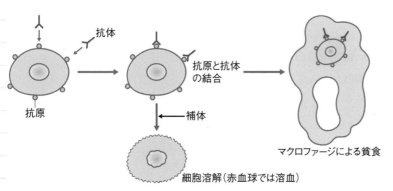

図5-4　Ⅱ型アレルギー

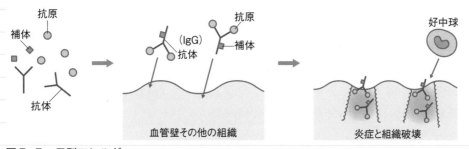

図5-5　Ⅲ型アレルギー

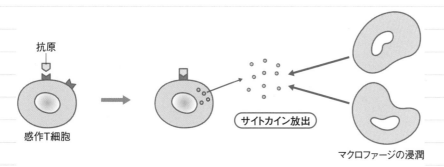

図5-6　Ⅳ型アレルギー

7 拒絶反応と自己免疫疾患

次の文章の空欄に、適切な語句を語句群から選び、記入しなさい。

> 語句群：移植片対宿主、宿主対移植片、アレルギー、臓器、骨髄、細胞傷害、自己免疫、
> 組織適合性、拒絶反応、自己抗体、膠原病、バセドウ病、関節リウマチ、
> 全身性エリテマトーデス、全身性、局所性、臓器特異的、臓器非特異的

拒絶反応

- 同種のほかの個体から移植された臓器・組織を異物として認識し、これを排除しようとする免疫反応を（① 　　　　　　　）とよび、その中心となるものを（② 　　　　　　　　）抗原とよび、主組織適合性抗原、副組織適合性抗原、赤血球型物質の3つがあげられる。

- 移植されたT細胞およびB細胞によって患者の正常な臓器が「非自己（異物）」として認識されて①が生じる。これを（③ 　　　　　　　　）反応（GVH反応）という。（④ 　　　　　　）移植の場合に起こることが多い。

- また、移植した細胞に対し、患者の免疫細胞が反応することを（⑤ 　　　　　　　　　）反応（HVG反応）という。（⑥ 　　　　　）移植の場合に起こることが多い。

自己免疫疾患

- 正常な自己の構成細胞に対する細胞性あるいは液性免疫による反応を（⑦ 　　　　　　）現象とよび、これによって起こる自己の障害を自己免疫疾患と総称する。

- 自己免疫疾患は、（⑧ 　　　　　　）に代表される（⑨ 　　　　　　　）自己免疫疾患と、橋本病や自己免疫性溶血性貧血などに代表される（⑩ 　　　　　　　　）自己免疫疾患に大別される。

- 膠原病に含まれる代表的な疾患としては、（⑪ 　　　　　　　　　：RA）、多発性筋炎／皮膚筋炎（PM/DM）、（⑫ 　　　　　　　　　：SLE）、全身性強皮症（SSc）、結節性多発動脈炎（PN）、リウマチ熱（RF）などがある。

8 ▶ エイズとは

次の文章の空欄に、適切な語句を語句群から選び、記入しなさい。

語句群(重複使用可)：ヒト免疫不全、成人Ｔ細胞、成人呼吸窮迫、後天性免疫不全、動物、母子、
血液、飛沫、汗、唾液、精液、腟分泌物

- エイズとは、（①　　　　　　　　　　　　　　）症候群（acquired immunodeficiency syndrome）
の英語名の略語であり、それぞれの頭文字をとって AIDS（エイズ）とよばれる。

- エイズは（②　　　　　　　　　　　　　）ウイルス（HIV：通称、エイズウイルス）のＴリンパ球
（CD4陽性Ｔ細胞）への感染などによって種々の免疫不全症状を示し、日和見感染や悪性腫瘍
を合併した状態のこと。HIV感染者には、エイズ症状を示さない状態であるキャリアも含まれ
る。

- HIVの感染源は、（③　　　　　）、（④　　　　　）、（⑤　　　　　　　　）などである。

- HIVの感染経路として、（⑥　　　　　）を介する感染、性交渉による感染、妊娠時に起こる
（⑦　　　　　）感染などがある。

- HIV感染症と診断され、指標となる疾患の１つ以上が認められる場合にエイズと診断される。
指標となる主な疾患は、カンジダ症、クリプトコッカス症、ニューモシスチス肺炎、トキソプ
ラズマ脳症、化膿性細菌感染症（敗血症、肺炎、髄膜炎など）、サルモネラ菌血症、活動性結核、
サイトメガロウイルス感染症、カポジ肉腫など、23疾患におよぶ。

Chapter
6 腫瘍

1 腫瘍の定義と分類

次の文章の空欄に、適切な語句を語句群から選び、記入しなさい。

語句群：悪性、良性、膨張性、自律性、異型性、非異型性、上皮性、非上皮性、分化、増殖、浸潤

●腫瘍とは、組織・細胞の異常細胞が（①　　　　　　）に増殖した状態をさし、組織や細胞の異常な塊(ぞうしゅく)を形成する。自律性増殖とは、無制限あるいは不可逆的に増殖することで、周囲の細胞・組織と調和しない状態のことである。(じ りつせい)

●腫瘍の分類には、原発臓器別分類、生物学的性状による分類、組織発生による分類、腫瘍の機能による分類、分化度による分類、進行度による分類などがある。

・原発臓器別分類：腫瘍が発生した臓器で分けるもの。肺癌、肝癌など。

・生物学的性状による分類：人体に及ぼす影響の程度により（②　　　　）腫瘍と（③　　　　）腫瘍に分けられる。

・組織発生による分類：上皮は身体の表面や内腔面をおおっている組織であり、上皮性組織から発生する腫瘍を（④　　　　　）腫瘍とよび、腺腫やいわゆる癌（腺癌や扁平上皮癌）などがある。線維や筋肉、脂肪、骨などの支持組織である非上皮性組織から発生する腫瘍を（⑤　　　　　　）腫瘍とよび、脂肪腫や平滑筋腫、肉腫などが含まれる。それぞれ良性腫瘍と悪性腫瘍があり、4群に大別される。

・腫瘍の機能よる分類：機能性腫瘍（副腎皮質腺腫や膵内分泌腫瘍などホルモン産生腫瘍）と非機能性腫瘍とに分けられる。

・分化度による分類：腫瘍細胞が発生母体の組織との類似性を示したり、発生母細胞のもつ機能に近い機能を有する状態を（⑥　　　）という。類似している場合を高分化、かけ離れているいる場合を低分化、分化傾向のない癌を未分化癌とよぶ。

2 良性腫瘍と悪性腫瘍

次の文章と表の（　）内のうち適切な語句を選択しなさい

●良性腫瘍を構成する腫瘍細胞は、細胞の形が（①　**均一**　**不整**　）であることが多い（異型成が軽い）。

●悪性腫瘍を構成する腫瘍細胞は、細胞の形が（②　**均一**　**不整**　）で大小不同が強く、ときに（③　**単核**　**多核**　）細胞がみられる（これらを異型成とよび、悪性腫瘍で強い）。

表6-1　良性腫瘍と悪性腫瘍の特徴

	良性腫瘍	悪性腫瘍
発育速度	（④　速い　　遅い　）	（⑤　速い　　遅い　）
発育状況	（⑥　膨張性　　浸潤性　）	（⑦　膨張性　　浸潤性　）
周囲との境界	（⑧　明瞭　　不明瞭　）	（⑨　明瞭　　不明瞭　）
転移の有無	（⑩　あり　　なし　）	（⑪　あり　　なし　）
再発	（⑫　少ない　　多い　）	（⑬　少ない　　多い　）
全身的影響	（⑭　弱い　　強い　）	（⑮　弱い　　強い　）
予後	（⑯　良好　　不良　）	（⑰　良好　　不良　）

3　上皮性腫瘍

次の文章の空欄に、適切な語句を語句群から選び、記入しなさい。

語句群：脂肪、線維、腺、リンパ節、神経節、神経鞘、神経膠、扁平上皮、移行上皮、腺腫、
　　　　囊腫、乳頭腫、過誤、奇形、異型、分化、未分化

上皮性良性腫瘍

●上皮性良性腫瘍の種類には、以下のものがある。

・（①　　　　　　　　）：移行上皮（尿路上皮）や扁平上皮などの被覆上皮より発生し、カリフラワー状に隆起する腫瘍。膀胱乳頭腫や皮膚・口腔・食道などの乳頭腫。

・（②　　　　　　　　）：腺上皮（円柱上皮）より発生する腫瘍。腺管構造を示す上皮の増殖からなり、結節状・ポリープ状になる。消化管に発生しやすい。

・（③　　　　　　　　）：腺腔、導管への分泌物貯留その他による、肉眼的に大きな囊胞の形成を示す腫瘍。

上皮性悪性腫瘍

●上皮性悪性腫瘍は、癌あるいは癌腫（carcinoma、cancer）に相当するもので次の4つに分類される（図7-1）。

・（④　　　　　　　　）癌：癌細胞が扁平上皮や扁平上皮化生細胞に由来し、扁平上皮に類似する分化を示したもの。皮膚や舌、口腔粘膜、食道、咽頭、子宮頸部、肛門などの癌や、肺癌の20〜30％にみられる。

・（⑤　　　　　　　）癌：癌細胞が粘膜や導管などの腺組織に由来し、腺構造に類似する分化を示したもの。管腔の形成や粘液の産生を示す。胃や腸などの消化管、膵臓、胆嚢、乳腺、前立腺、甲状腺、子宮内膜に発生する癌や、肺癌の50〜60％にみられる。

・（⑥　　　　　　　　）癌（尿路上皮癌）：主に尿路上皮が発生母地となるもの。乳頭状の発育を示すことが多い。膀胱や尿管、腎盂などの癌に多い。まれに鼻咽喉に発生する癌にみられる。

・（⑦　　　　　　　　）癌：上皮組織への類似性（分化とよぶ）を示さない癌腫。

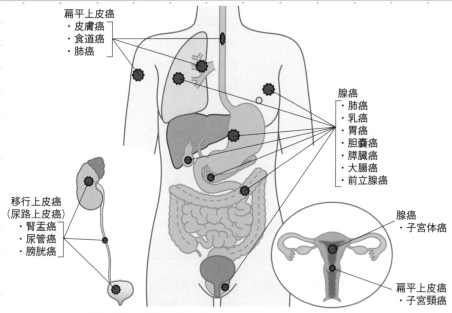

扁平上皮癌
・皮膚癌
・食道癌
・肺癌

腺癌
・肺癌
・乳癌
・胃癌
・胆嚢癌
・膵臓癌
・大腸癌
・前立腺癌

腺癌
・子宮体癌

扁平上皮癌
・子宮頸癌

移行上皮癌
(尿路上皮癌)
・腎盂癌
・尿管癌
・膀胱癌

図6-1　癌の組織型と主な発生部位

4　非上皮性腫瘍とその他の腫瘍

次の文章の空欄に、適切な語句を語句群から選び、記入しなさい。

語句群(重複使用可)：軟骨、骨、骨格、平滑、平滑筋、脂肪、線維、神経節、神経鞘、神経線維、
扁平上皮、移行上皮、過誤、奇形、異型、白血、悪性貧血、悪性リンパ

非上皮性良性腫瘍

●発生する母組織との類似性（るいじ）によって分類する。

・結合織腫瘍：（①　　　　　）腫、（②　　　　　）腫、（③　　　　　）筋腫、横紋筋腫（おうもんきん）、血管腫、リンパ管腫、骨腫、軟骨腫などがある。

・神経性腫瘍：（④　　　　　）腫、（⑤　　　　　）腫、顆粒細胞腫（かりゅう）などがある。

非上皮性悪性腫瘍

●肉腫に相当するもので、非上皮性組織の母組織の名称に続いて肉腫をつける。代表的な例として、（⑥　　　　　）肉腫、軟骨肉腫、（⑦　　　　　）肉腫、横紋筋肉腫、（⑧　　　　　）肉腫などがある。その他、未分化多形肉腫や悪性末梢神経鞘腫瘍などがある。

その他の腫瘍

●造血組織に由来する悪性腫瘍には（⑨　　　　　）病、（⑩　　　　　　　）腫などがある。

●（⑪　　　　　）腫は、内胚葉（はいよう）・中胚葉・外胚葉由来の組織が種々の割合いで混在する腫瘍であり、主に卵巣や睾丸、縦隔（じゅうかく）などに発生する。ときに悪性化を示す場合がある。

●（⑫　　　　　）腫は、臓器内の組織構成成分の混合の異常で、肺などに発生することがある。

5 ▶ 癌の進行度による分類

次の文章の空欄に、適切な語句を語句群から選び、記入しなさい。

語句群：移転、変異、腫瘍、転移、神経節、リンパ節

- ●癌は、早期癌、進行癌に分類される。
- ●胃癌を例にとると、早期胃癌は癌の胃壁内での深達度が粘膜下層までにとどまるもので、進行胃癌は癌の深達度が固有筋層あるいはこれより深く進んだものをよぶ（**図6-2**）。
- ●TNM分類とは、病変の解剖学的な広がりによって、癌の進行している程度を分類するもの（病期分類）である。

Chapter
6
腫瘍

- ・**T**：原発（①　　　　　）の状態（大きさ・深達度など）
- ・**N**：所属（②　　　　　　　）転移の状態
- ・**M**：遠隔（③　　　　　）の状態

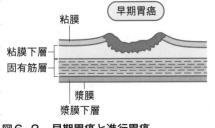
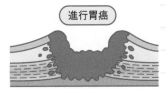

図6-2　早期胃癌と進行胃癌

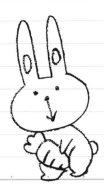

6 ▶ 悪性腫瘍の転移形式

次の文章の空欄に、適切な語句を語句群から選び、記入しなさい。

> 語句群：分化、転移、侵襲、浸潤性、転移性、播種性、血行性、リンパ行性、原発性、シュニッツラー、ヤコビー、ウィルヒョウ、クルーケンベルグ、スキルス、骨、皮膚、脳、肺、脾臓、肝臓

●悪性腫瘍の原発巣から離れて、別の場所で生育・増殖することを(①　　　　　　)とよび、3つの種類に分けられる(図6-3)。

　・(②　　　　　　)転移：腫瘍細胞が原発巣から血管内に入り(血管侵襲とよぶ)、血流に乗って他の臓器に同じ腫瘍を形成する。

　・(③　　　　　　)転移：腫瘍細胞が原発巣からリンパ管に入り(リンパ管侵襲とよぶ)、リンパの流れに乗って、リンパ節あるいは他の臓器に腫瘍を形成する。遠隔リンパ節転移の代表例として、胃癌などの左鎖骨上窩リンパ節転移を(④　　　　　　)リンパ節転移とよぶ。

　・(⑤　　　　　　)転移：腫瘍細胞が原発臓器の被膜や漿膜などを破り、体腔内(腹腔や胸腔、クモ膜下腔など)に散布された状態。

●腹腔内臓器の癌が腹膜播種を起こし、ダグラス窩(直腸と子宮の間)または膀胱直腸窩に転移した状態を(⑥　　　　　　)転移とよぶ。また、主に胃癌や大腸癌などで両側の卵巣に転移した場合には、その卵巣腫瘍を(⑦　　　　　　)腫瘍とよぶ。原発巣の癌よりの卵巣の転移巣のほうが早くみつかることが多い。

転移性腫瘍

●腫瘍には各臓器の組織・細胞から初発した腫瘍と、他の臓器に発生した腫瘍から転移したものがあり、前者を(⑧　　　　　　)腫瘍とよび、後者を(⑨　　　　　　)(二次性)腫瘍とよぶ。

●(⑩　　　　　　)への転移は、門脈系の静脈を有する臓器に発生した腫瘍(胃癌・大腸癌・膵癌・胆嚢癌など)に多い。

●(⑪　　　　　　)への転移は、上・下の大静脈領域に発生した腫瘍(腎癌・甲状腺癌、肉腫など)に多い。

●(⑫　　　　　　)に転移しやすい腫瘍としては、前立腺癌、甲状腺癌、乳癌、肺癌、腎癌などがある。

●(⑬　　　　　　)に転移しやすい腫瘍としては、肺癌、乳癌、腎癌などがある。

血行性転移

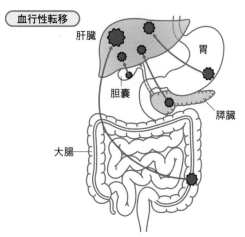

門脈領域の癌は肝臓に転移しやすい

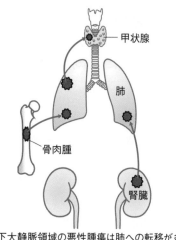

上下大静脈領域の悪性腫瘍は肺への転移が多い

リンパ行性転移

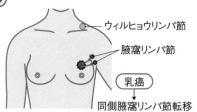

ウィルヒョウリンパ節(Virchow リンパ節)は全身のリンパ液が
静脈に戻る最後の関門。遠くの癌がここへの転移で見つかる

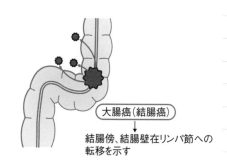

結腸傍、結腸壁在リンパ節への
転移を示す

播種性転移

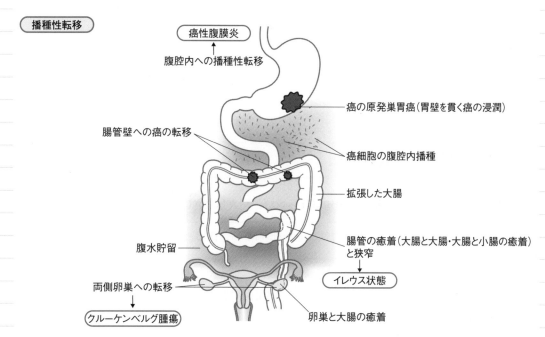

図6-3 癌の転移

7 発癌因子

次の文章の空欄に、適切な語句を語句群から選び、記入しなさい。

語句群：環境的、化学的、物理的、遺伝的、生理的、生物学的、日光、放射線、ウイルス、
EB（エプスタイン‐バール）、カポジ、カリニ、アデノ、成人Ｔ細胞性、子宮頸、乳、
皮膚、胃、膵炎、胆管炎、肝硬変、

● 癌が発生する要因には、大きく分けて（①　　　　　　）因子、（②　　　　　　　　　）因子、
（③　　　　　　　　　）因子の３つがある。

● 化学的に発癌を起こす因子を化学的発がん物質とよび、代表的なものにはニトロソ化合物（大
腸癌、肝癌、白血病など）、アニリンやベンチジン（膀胱癌）、タール（肺癌、皮膚癌）、コール
タール（皮膚癌）、アスベスト（悪性中皮腫、肺癌）などがある。

● 物理的な発癌因子として、（④　　　　　　　　）による白血病や皮膚癌、甲状腺癌、機械的刺激や
紫外線による（⑤　　　　　　　　）癌、悪性黒色腫、熱傷瘢痕からの皮膚癌などがある。

● 生物学的因子として、ウイルスによる発癌が代表的である。

表6-2　ウイルスによる発癌

ウイルス	発生する主な腫瘍
ヒトパピローマウイルス（HPV）	（⑥　　　　　　）癌
ヒトＴ細胞性白血病ウイルス-1型（HTLV-I）	（⑦　　　　　　　　　）白血病
ヒト免疫不全ウイルス（HIV）	（⑧　　　　　　）肉腫
（⑨　　　　　　）ウイルス	バーキットリンパ腫、咽頭癌
Ｃ型およびＢ型肝炎ウイルス（HCV/HBV）	（⑩　　　　　　）から肝細胞癌へ

8 発癌と癌遺伝子

次の文章の空欄に、適切な語句を語句群から選び、記入しなさい。

語句群：発癌、進行癌、癌抑制、慢性、未分化、MFH、p53、H-ras、NK、Rb、血液系、
神経系、生殖器系

● 遺伝子に異常が起こることにより、悪性腫瘍が発生することがわかっている。異常が起こると、
癌を発生する方向に働く遺伝子を（①　　　　　　　）遺伝子とよぶ。一方、癌が発生しないよう
に働く遺伝子を（②　　　　　　　　）遺伝子とよび、この遺伝子に異常が起こると抑制が効か
なくなり、癌が発生しやすくなる。

- 発癌遺伝子であるras遺伝子のうち、（③　　　　　）遺伝子異常は膀胱癌、肺癌などにみられ、N-ras遺伝子は（④　　　　　）の腫瘍にみられ、K-ras遺伝子は肺癌、大腸癌、膵癌などでみられる。
- 癌抑制遺伝子の1つである（⑤　　　　　）遺伝子異常は、肺癌、大腸癌など各種の癌にみられる。（⑥　　　　　）遺伝子変異は、網膜芽細胞腫や骨肉腫にみられる。

9 ▶ 腫瘍の診断法

次の文章の空欄に、適切な語句を語句群から選び、記入しなさい。

> 語句群：スクリーニング、ウィルムス、ホルモン産生、副腎髄質、副腎皮質、褐色細胞、膵島細胞、血管、骨髄、腫瘍マーカー、X線、CT、超音波、MRI、GFR、マンモグラフィー、コルポスコピー

血液検査

- 腫瘍などにより産生される物質で、血液・排泄物中などから検出できる物質（タンパク質、酵素、ホルモンなど）を（①　　　　　）とよび、ある程度特異的に上昇するため、悪性腫瘍の有無の判定に用いる。ただし、高値を示しても癌が必ず存在するとはかぎらないため、複数を測定する。
- ある種の腫瘍はホルモンを分泌する。インスリン、アドレナリンなどのホルモンが血中に異常増加する場合には（②　　　　　）腫瘍の存在が考えられる。
- ホルモン産生腫瘍（内分泌腫瘍）のうち、脳下垂体ホルモン上昇（成長ホルモンなど）がみられる場合は脳下垂体腺腫、インスリン、グルカゴンなどの上昇では（③　　　　　）腫（膵神経内分泌腫瘍）、副腎皮質ホルモンの上昇（クッシング症候群を起こす）では（④　　　　　）腺腫、アドレナリン、ノルアドレナリンの上昇（高血圧などを起こす）では（⑤　　　　　）腫（副腎髄質の腫瘍）などがある。
- 血液生化学検査では非特異的な異常値を示すが、タンパクの上昇（γ-グロブリン上昇）を示す疾患に（⑥　　　　　）腫がある。

画像診断

- 腫瘍の画像診断では、胸部、腹部などの単純（⑦　　　　　）検査、（⑧　　　　　）スキャン、（⑨　　　　　）（磁気共鳴映像法）、（⑩　　　　　）検査（エコー検査）などが行われる。
- 乳癌の検査では、（⑪　　　　　）が超音波検査とともに行われる。

1 感染とは

次の文章の空欄に、適切な語句を語句群から選び、記入しなさい。

語句群：動向、流行、宿主、寄生体、汚染、固定、定着、病原体、伝染病

● 感染とは（①　　　　　　）（ほとんどが微生物）が（②　　　　　）（ヒト）の生体防御システムを突破して体内に侵入し、特定の組織内や粘膜表面に付着して増殖が行われ、そのヒトに対して影響を及ぼすことをいう。

● 微生物が皮膚や粘膜表面などに付着した状態を（③　　　　　）という。

● 微生物が増殖しても侵入されたヒトに対して影響を及ぼさない状態を（④　　　　　）という。

● 感染して疾患を起こす微生物を（⑤　　　　　　）とよび、寄生虫、真菌、原虫、細菌、ウイルスなどに分類される。

● 微生物の病原力（感染力や毒力）が宿主の抵抗力を上回った場合に感染が成立し、組織や臓器が障害を受け、発症する。

● 感染症のなかでも、病原性が強く全身症状を起こし、ヒトからヒトへと感染が広がる場合は（⑥　　　　　　）といい、患者が多発する場合を（⑦　　　　　）という。

2 感染の成立

次の文章の空欄に、適切な語句を語句群から選び、記入しなさい。

語句群：日和見、顕性、不顕性、感染経路、感染源、感受性宿主

● 感染の成立には、（①　　　　　　）、（②　　　　　　　　）、（③　　　　　　　）の３つの要素（感染の３要素）が必要である。これらの輪を断ち切ることが感染予防対策となる。

● ①とは、感染の原因となった微生物（細菌やウイルス、真菌、原虫など）を含むものである。

● ②とは、微生物に対し感受性のある宿主で、ヒト、動物、植物、環境、媒介物など、あらゆるものが宿主となる。

● 健康な宿主は、生体防御システム（免疫力）が十分に備わっているため、病原体から身を守ることができる。一方、易感染性宿主は、年齢、性別、免疫力や栄養状態、既往症や基礎疾患、治療中の処置などによって、生体防御システムが十分に働かず、病原性の低い病原体にも容易に感染する。

● 宿主がヒトの場合、感染源である病原体はくしゃみや咳、喀痰、便、尿、精液、血液などと一

緒に排出される。

●病原体はカテーテルの挿入部位や皮膚が欠損している、あるいは粘膜の損傷など、適した侵入口がなければ生体内に侵入することはできない。侵入口となるのは、呼吸器、消化器、泌尿器、皮膚、粘膜、血管、胎盤などである。

●③には、空気感染、飛沫感染、接触感染などがある。

●感染が成立して発熱、化膿性病変などの全身症状や局所的症状が現れるものを
（④　　　　　　　）感染とよび、症状が現れないものを（⑤　　　　　　　）感染とよぶ。

●宿主の感染に対する生体防御システムが低下すると、通常は病原性が弱く、ヒトに感染しても症状を引き起こさない病原体(メチシリン耐性黄色ブドウ球菌や緑膿菌など)でも発症することがある。これを（⑥　　　　　　　）感染という。

3 ▶ 感染経路

次の文章の空欄に、適切な語句を語句群から選び、記入しなさい。

語句群：緑膿、結核、ヘルペス、インフルエンザ、ノロ、垂直、水平、内因性、外因性、空気、
　　　　液体、飛沫、経口、接触

●癌の末期や易感染状態にある患者では、腸管内の常在菌が腸粘膜を通過して血液に侵入し感染を引き起こす。このように宿主内の常在微生物が他の部位に侵入して感染を引き起こすことを
（①　　　　　　　）感染とよぶ。

●汚染された点滴回路の使用や医療関係者が病原菌を持ち込んだりするなど、外的な要因によって感染症が引き起こされる感染症を（②　　　　　　　）感染とよぶ。

●ヒトからヒトへと病原体が伝わる伝播様式を（③　　　　）伝播といい、病原体が母体から胎児、新生児へと伝わる伝播様式を（④　　　　　）伝播という。

●感染防止対策の観点から、次の感染経路(伝播方法)が重要である。

・（⑤　　　　　　）感染：直径5μm以下の飛沫核(飛沫の蒸発物)による感染。空気の流れに乗って拡散し感染を引き起こす〔（⑥　　　　　　）菌、レジオネラ属菌、アスペルギルス属、麻疹ウイルス、水痘・帯状疱疹ウイルス〕。

・（⑦　　　　　　）感染：くしゃみや咳などで発生した直径5μm以上の飛沫が、結膜、鼻粘膜、口腔内などに付着することで感染を引き起こす〔結核菌、マイコプラズマ、クラミジア、
（⑧　　　　　　　　）ウイルス、風疹ウイルス、ムンプスウイルス〕。飛沫は1m以内に落下する。

・（⑨　　　　　　）感染：感染者と直接接触、または汚染されたドアノブや医療器具を介して間接的に接触することで感染すること。手指衛生が不十分であったり、医療器具の滅菌・消毒が不十分な場合に引き起こされる。

・（⑩　　　　　　）感染：病原体が付着した飲食物などを口にすることによって感染する。

Chapter 8 循環器系の疾患

1 心臓の構造と機能

次の文章の空欄に、適切な語句を語句群から選び、記入しなさい。

語句群：伝達、運搬、ポンプ、脳循環、肺循環、体循環、下大循環

● 心臓は左右の肺に挟まれ、横隔膜の上、前縦隔にあり、心嚢に包まれるように存在している。重量は250〜300gで、4つの腔と4つの弁があり、右心系では右心房、右心室、三尖弁、肺動脈弁がある。左心系では左心房、左心室、僧帽弁、大動脈弁がある（図8-1）。

● 心臓は、心筋細胞の電気的刺激により収縮と弛緩を繰り返し、（① 　　　　　　　）機能として血液を全身に送り出している。

● 血液は体内を一定方向に循環し、（② 　　　　　　　）（小循環）と（③ 　　　　　　　）（大循環）に分類される。肺循環は右心室→肺動脈→肺→肺静脈→左心房である。体循環は左心室→上行大動脈→大動脈弓→下行大動脈（胸部大動脈＋腹部大動脈）→全身の器官や組織→上・下大静脈→右心房である（図8-2）。

2 血管系とリンパ系

次の文章の空欄に、適切な語句を語句群から選び、記入しなさい。

語句群：軟、硬、内、外、上、下、左、右、酸性血、アルカリ性血、動脈血、静脈血、皮静脈、乳び槽、胸管、リンパ管、腰リンパ本管、右リンパ本管

● 動脈や静脈の壁は、（① 　　　　　）膜、中膜、外膜の3層に区別される（図8-3）。

● 動脈は、心臓から全身に新鮮な血液である（② 　　　　　　　）を運ぶ血管である。動脈は心臓から毛細血管に向かって血液を送る血管であり、肺動脈、臍動脈を除く動脈には酸素が多く、二酸化炭素が少ない動脈血が流れる。

● 静脈は、二酸化炭素や老廃物を含んだ血液である（③ 　　　　　　　）を毛細血管から心臓のほうへ血液を導く血管であり、肺静脈、臍静脈を除く静脈には酸素が少なく、二酸化炭素が多い静脈血が流れる。

● リンパ系とは、組織液に由来するリンパ液を流す管系で（④ 　　　　　　　）とリンパ節からなる。胸腺や扁桃、脾臓などのリンパ器官もリンパ系に含まれる。

● リンパ管は、リンパ節を経由しながら左上半身と下半身のリンパ管は（⑤ 　　　　　）に、右上半身のリンパ管は（⑥ 　　　　　　　）に集まり、左右の静脈角に入る。

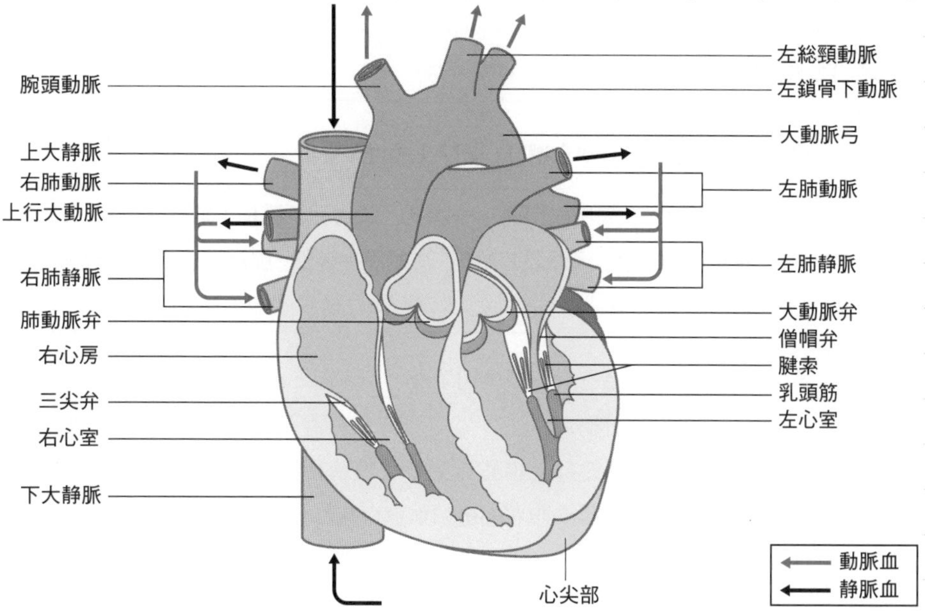

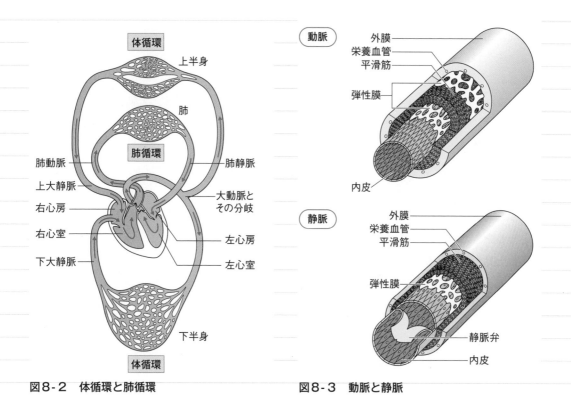

図8-1 心臓の構造

図8-2 体循環と肺循環　　　　図8-3 動脈と静脈

●右リンパ本管は右上半身のリンパ液を集め、（⑦　　　　）静脈角に入る。胸管は左上半身と下
　半身のリンパ液を集め、（⑧　　　　）静脈角に入る。

3 ▶ 先天性心疾患

次の文章の空欄に、適切な語句を語句群から選び、記入しなさい。

語句群：静脈管（アランチウス管）、大泉門、門脈、一次孔、二次孔、膜様、筋性、流入、短絡、
三尖、大動脈、肺動脈、肺静脈、大動脈起始部、肺動脈主幹部、肺動脈狭窄、動脈管閉鎖、
右室肥大、うっ血、チアノーゼ、ばち状、匙状、風疹、HIV、クラミジア

●先天性心疾患は、遺伝的要因や胎芽病を含む環境因子などが原因となる（**図8-4**）。

●心房中隔欠損症は、（①　　　　　　　）開存と（②　　　　　　　）開存（卵円孔開存）とに分類され、
大部分（99%）は後者である。血行動態は欠損孔を通じて血液が異常方向に流れる。これを
（③　　　　　）（シャント）とよぶ。左心房から右心房に血液が流れ（左→右短絡）、うっ血性心不
全や肺感染症を合併し、右→左短絡になるとチアノーゼなどが生じる。

●心室中隔欠損症では、心室中隔の（④　　　　）部欠損をきたしたものが最も多い。左心室から
右心室へと血液が流れ（左→右短絡）、右心室の拡大と肺からの還流血の増加による左心室の拡
大がみられる。

●動脈管開存症は、左肺動脈根部と大動脈を結ぶ動脈管（ボタロー管）の開存状態による先天異常
で、先天性心疾患の約10%を占める。原因の1つとして、母体の（⑤　　　　　）感染があげら
れている。

●ファロー四徴症とは、（⑥　　　　　　　　）症、心室中隔欠損症、大動脈騎乗、
（⑦　　　　　　　　）の4つの奇形からなる疾患。チアノーゼを生じる先天性心疾患の約60
%を占める。

●肺動脈狭窄症では、（⑧　　　　　）弁自体の狭窄や（⑨　　　　　　　　）の狭窄を
示すものがある。

●アイゼンメンゲル症候群では、心室中隔欠損症や心房中隔欠損症、動脈管開存症などで、右→
左短絡をきたし、（⑩　　　　　　　）を生じる疾患群である。（⑪　　　　　）指や頸静脈
圧の上昇がみられる。

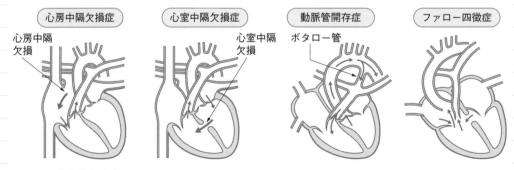

図8-4　先天性心疾患

48

4 ▶ 心臓の炎症性疾患

次の文章の空欄に、適切な語句を語句群から選び、記入しなさい。

語句群：緑膿、黄色ブドウ、レンサ、A群β溶血性レンサ球、大腸、肺炎、ウイルス、細菌、
リウマチ熱、川崎病、弁膜症、心膜炎、心筋炎、炎症性、化膿性、間質性、特発性

● 感染性心内膜炎は、（①　　　　　　　　　）球菌や（②　　　　　　　　　）球菌、腸球菌、真菌の
感染によって生じる炎症である。

● 非感染性心内膜炎には、（③　　　　　　　　　）、SLEに合併するリブマン-サックス心内
膜炎、血栓性心内膜炎、などが含まれる

● リウマチ熱は、（④　　　　　　　　　　　　　　　）菌感染の約2～3％にみられ、発症す
ると約1/3に弁膜障害が認められる。

● 心臓をおおう膜状構造を心膜とよぶが、これに炎症が起こったものを（⑤　　　　　）とよぶ。
心膜液（心嚢液）の貯留や、心膜と心嚢の癒着を起こす。

● 心臓の最も多くを占める心筋に起こる炎症を（⑥　　　　　　）という。（⑦　　　　　　　　）
によるものが最も多く、とくにコクサッキーウイルスやエコーウイルスによるものが多い。

● 敗血症に続発する心筋炎は（⑧　　　　　　）心筋炎とよぶ。またウイルス感染による心筋炎の
多くは心筋線維間に炎症が起こるが、これを（⑨　　　　　　）心筋炎とよぶ。

5 ▶ 心臓弁膜症

次の文章の空欄に、適切な語句を語句群から選び、記入しなさい。

語句群：肥大、狭窄、欠損、閉鎖不全、僧帽、三尖、大動脈、肺動脈、大動脈弁狭窄、
肺動脈閉鎖不全、血栓、疣贅、感染、SLE、リウマチ、リウマチ熱

● 心臓の弁の機能障害によって症状を発生したものを心臓弁膜症とよび、これには弁の
（①　　　　　）症と（②　　　　　　　　　）症がある。

● 心臓弁膜症が起こりやすいのは左心系の弁であり、発生頻度は（③　　　　　　）弁膜症、僧帽弁＋
大動脈弁（連合弁膜症）、（④　　　　　　　　　）弁膜症の順となる。

● 僧帽弁狭窄症は、弁の（⑤　　　　　　　　　）症を合併することも多い（僧帽弁狭窄兼閉鎖不全
症）、また女性の発生頻度が高い。左心房内の左心耳にしばしば（⑥　　　　　）の形成をみる。

● 僧帽弁閉鎖不全症は、僧帽弁狭窄症と同様に弁の狭窄を合併することも多い。原因の大部分が
（⑦　　　　　　　　　　）であるが、まれに感染性心内膜炎の場合がある。

● （⑧　　　　　　　　　　　）症は、大動脈弁閉鎖不全症や僧帽弁膜症を合併することが多い。
原因としてはリウマチ熱以外に動脈硬化症がある。

●大動脈弁閉鎖不全症の原因の60〜70％が（⑨　　　　　　　　　　）性であり、そのほか先天性、梅毒性（ばいどく）、解離性大動脈瘤（かいり）（りゅう）などがある。

6　虚血性心疾患

次の文章の空欄に、適切な語句を語句群から選び、記入しなさい。

> 語句群：大動脈、肺動脈、冠動脈、狭心症、不整脈、心筋梗塞、大動脈弁狭窄症、安静、安定、不安定、労作、急性、亜急性、慢性、感染、リウマチ、動脈硬化

●心筋への栄養血管である（①　　　　　　　）の血流減少や、心筋の酸素需要量の急激な増加によって心筋の機能異常や壊死を生じ、さまざまな症状を呈する疾患群を虚血性心疾患といい、主な疾患としては、（②　　　　　　　）や（③　　　　　　　）がある。

●狭心症は、一過性の心筋の虚血状態によって引き起こされる前胸部痛、絞扼感（こうやく）、圧迫感などの発作を呈する疾患で、（④　　　　）狭心症と（⑤　　　　　　）狭心症（安静狭心症・増悪型狭心症などを含む）に大別される。

●狭心症の原因には、以下のものがある。
- **血管性因子**：動脈硬化症、血栓・塞栓、動脈炎などの器質的異常と冠動脈れん縮などの機能的異常。動脈硬化症は最大の原因。
- **循環因子**：起立性低血圧、出血、不整脈など。
- **血液因子**：貧血、赤血球増加症、低酸素血症など
- **心筋の酸素需要量（じゅよう）の増加**：高血圧、甲状腺機能亢進症（こうしん）、労作（ろうさ）、興奮など

●心筋梗塞は、冠動脈の循環障害によって引き起こされた心筋の限局性の壊死である。原因としては（⑥　　　　　　　）症や、これをもとにした血栓や塞栓症（そくせん）が最も多く、その他、狭心症の原因としてあげられたものも原因となりうる。

●心筋梗塞の組織学的変化として、（⑦　　　　　）期は発症後8時間ごろから、心筋の変性が起こり、その後心筋の凝固壊死や好中球浸潤、出血がみられ、（⑧　　　　　　）期の発生後約10日ごろから肉芽組織の形成をみる。陳旧性梗塞は数週から数か月の単位で、壊死・脱落した心筋組織を置き換えるように、線維性瘢痕組織（はんこん）が形成される。

7　心筋症

次の文章の空欄に、適切な語句を語句群から選び、記入しなさい。

> 語句群：特発性、突発性、原発性、続発性、不定、肥大、縮小、拡張

●心機能障害を伴う心筋疾患を心筋症とよび、原因不明なものを（①　　　　　　）心筋症とよぶ。
●さまざまな原因によって起こる心筋疾患を特定心筋疾患〔（②　　　　　　）心筋症〕とよぶ。

●心筋症は、心室の拡張と心臓の収縮機能の低下を示す（③　　　　　）型心筋症（うっ血型心筋症ともよばれる）、心室の不均等な肥大を示す（④　　　　　）型心筋症、拘束型心筋症、分類不能の心筋症に分けられる。

8　血管とリンパ管の病変

次の文章の空欄に、適切な語句を語句群から選び、記入しなさい。

> 語句群（重複使用可）：急性、慢性、真性、仮性、解離性、出血性、粥状、石灰化、血管壁、内膜、
> 　　中膜、細動脈、動脈瘤、静脈瘤、動脈硬化、静脈硬化、動脈血栓、静脈血栓、川崎病、
> 　　リンゴ病

●動脈硬化は、動脈の内膜を主体とし、ときに中膜を含む動脈壁の肥厚・硬化・変形を示す病変であり、発生する動脈の種類や硬化の性状により、以下のように分類される。
　・（①　　　　　）硬化：粥腫（アテローマ）の形成を主体とする動脈壁の硬化である。
　・（②　　　　　）硬化：メンケベルグ・タイプ動脈硬化であり、中膜に石灰化が起こる。
　・（③　　　　　　）硬化：高血圧症における細動脈の硬化であり、細動脈壁のフィブリノイド壊死を起こし、脳出血などの原因となる。
●血管炎は、（④　　　　　　）における炎症反応を示すものである。
●皮膚粘膜リンパ節症候群（MCLS）に相当する疾患を（⑤　　　　　）とよぶ。主に4歳以下の乳幼児にみられる。冠状動脈瘤を形成し、死亡の原因となる場合がある。
●動脈瘤とは、動脈の局所的な拡張をきたすもので、以下の3つに大別される。
　・（⑥　　　　　）動脈瘤：動脈壁の全成分が動脈瘤壁内に含まれるもの。
　・（⑦　　　　　）動脈瘤：動脈壁の破裂などによって生じる動脈瘤であり、動脈壁の成分が動脈瘤壁内に含まれないもの。
　・（⑧　　　　　　）動脈瘤：動脈壁の一部が裂け、血液の流入を伴って動脈壁内の解離腔の拡張がみられるもの。動脈の粥状硬化や梅毒性、中膜の変性、細菌性（感染性塞栓）が原因。
●下肢の静脈、痔静脈、食道静脈などに起こる静脈の拡張状態を（⑨　　　　　　）という。静脈炎は、（⑩　　　　　）静脈炎、（⑪　　　　　　）静脈炎に分けられ、細菌感染や免疫学的機序によって発生する。とくに下肢の静脈に発生しやすいものに（⑫　　　　　　　）症、
（⑬　　　　　　　）症などがある。
●リンパ管炎は（⑭　　　　　）リンパ管炎と（⑮　　　　　　）リンパ管炎に分けられる。
●リンパ管が閉塞すると、リンパ液のうっ滞による象皮病を起こす。

9 呼吸器系の疾患

1 呼吸器の構造

次の文章の空欄に、適切な語句を語句群から選び、記入しなさい。また、（ ）内の適切な語句を選択しなさい。

語句群：I、Ⅱ、上気道、下気道、上葉、中葉、下葉、上肺、下肺、肺尖、肺胞、嚢胞、肺底部、肺門部、胸膜、胸腔、ガス交換、拡散、内呼吸、外呼吸

●鼻腔から副鼻腔、咽頭、喉頭までを（① ）、気管から気管支、肺までを（② ）という（図9-1）。

●喉頭に続き、左右の気管支に分かれるまでの約10cmの管を気管とよぶ。気管は第4～5胸椎の高さで左右の気管支に分岐する。気管支には左右差があり、左気管支は長さ約5cm、太さ

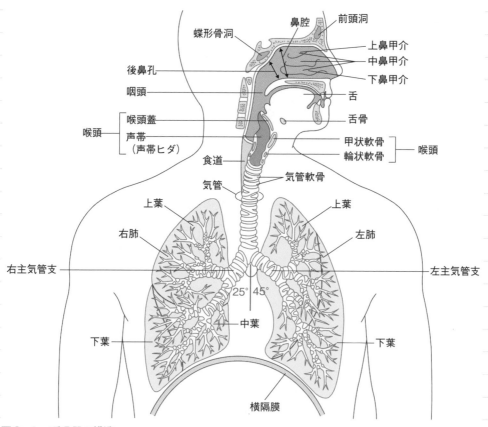

図9-1 呼吸器の構造

約1.2cm、分岐角度45°、右気管支は長さ3cm、太さ1.5cm、分岐角度25°で、誤嚥により気管に入った異物は（③　　**左**　　**右**　）気管支に入りやすい。

●肺の上端部（頂部）を（④　　　　　）、横隔膜に接する面を（⑤　　　　　　）とよび、肺の内側面で血管や気管支が肺に出入りする部分を（⑥　　　　　　）とよぶ。

●右肺は、上から（⑦　　　　　）・（⑧　　　　　）・（⑨　　　　　）の3葉に分かれ、左肺は上葉・下葉の2葉に分かれる。肺に入った気管支は分岐を繰り返し、気管支枝→細気管支（終末細気管支→呼吸細気管支）→肺胞道→肺胞嚢→（⑩　　　　　）に至る（**図9-2**）。

●肺に出入りする血管系としては、肺動脈・静脈、気管支動脈・静脈があり、また肺胞の壁（肺胞隔壁）には、多数の毛細血管があり、肺胞上皮を介して（⑪　　　　　　　）を行っている。

●肺胞上皮にはI型とII型の2種類の肺胞上皮細胞があり、⑪を行っているのは（⑫　　　）型肺胞上皮細胞である。

●（⑬　　　）型肺胞上皮細胞は、表面活性物質（サーファクタント）を分泌し、肺胞の張力を保つ役目をはたしている。

●大気から取り入れた酸素を肺胞内で血液に送り込むことを（⑭　　　　　）という。

●細胞で排出された二酸化炭素を血液（毛細血管）に運び出すことを（⑮　　　　　）という。

●肺の表面と胸壁の内面をおおう漿膜を（⑯　　　　　）とよび、肺側の胸膜を（臓側胸膜）と胸壁側の胸膜（壁側胸膜）との間の腔を（⑰　　　　　）（胸膜腔）とよぶ。

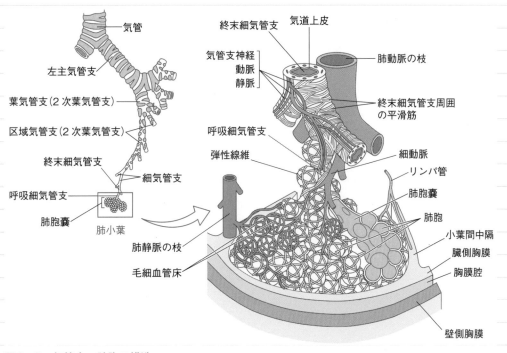

図9-2　気管支・肺胞の構造

次の文章の空欄に、適切な語句を語句群から選び、記入しなさい。

語句群(重複使用可)：炎症性、アレルギー性、ウイルス性、かぜ、インフルエンザ、
EB(エプスタイン-バール)、鼻腔、咽頭、喉頭、副鼻腔、前顎洞、上顎洞、蝶形骨洞、
アデノイド、蓄膿、乳頭腫、リンパ上皮腫、中皮腫、腺、扁平上皮、小細胞

●鼻炎は、(① 　　　　　　　　　)鼻炎に代表されるカタル性炎症が多く、鼻粘膜の肥厚を伴
　う肥厚性鼻炎や多発血管炎性肉芽腫症(ウェゲナー肉芽腫症)にみられる壊疽性鼻炎などがあ
　る。

●副鼻腔には、(② 　　　　　　)・篩骨洞・前頭洞・(③ 　　　　　　)があり、ここに発生する
　炎症を(④ 　　　　　)炎とよぶ。また、粘液や膿が副鼻腔内に貯留すると、(⑤ 　　　　　)症
　を発症する。

●上顎癌は、副鼻腔のうち主に(⑥ 　　　　　　)に好発する癌である。篩骨洞に発生することも
　ある。大部分が(⑦ 　　　　　　)癌である。

●扁平上皮あるいは移行上皮の乳頭状発育を示す良性腫瘍であり、ときに内向性に発育する腫瘍
　を(⑧ 　　　　　)という。

●咽頭癌の発生には、(⑨ 　　　　　)ウイルス感染との関連が考えられ、東南アジアでの発症率が
　高い。大部分が(⑩ 　　　　　　)癌である。

●咽頭癌の特殊型として、(⑪ 　　　　　　　　　　　)とよばれている腫瘍がある。これは腫
　瘍細胞とリンパ球との密な混在を示す腫瘍であり、基本的には低分化型の扁平上皮癌に分類さ
　れる。

●(⑫ 　　　　　)ポリープ(声帯ポリープ)は喉頭、とくに声帯に発生する無茎性・有茎性の隆起性
　病変であり、一種の(⑬ 　　　　　)ポリープと考えられる。声帯ポリープとよばれるように、
　声帯の過剰な運動との関連が深い。

●喫煙や飲酒が原因となって発生する(⑭ 　　　　　)癌は、60歳以上の男性に多く発生する癌で
　ある。粘膜の不整や隆起あるいは潰瘍を形成し、その大部分が(⑮ 　　　　　　　)癌である。

●上気道に始まる急性の炎症性疾患群を総称して(⑯ 　　　　　)症候群とよぶ。

3 気管支・肺胞の変化

次の文章の空欄に、適切な語句を語句群から選び、記入しなさい。

語句群：肺胞、気管支腔、嚢胞、線維、気胸、肺炎、肺線維症、肺気腫、無気肺、Ⅰ、Ⅱ、Ⅲ、
Ⅳ、好酸球、好中球、マクロファージ

● 気管支拡張症は、（① ＿＿＿＿＿＿＿）の連続的および非可逆的拡張がみられる。症状は、咳、
喀痰（かくたん）などで、肉眼的には気管支の筒状～（② ＿＿＿＿＿）状拡張がみられる。

● 終末細気管支より末梢の壁（主に肺胞壁）の破壊や弾性の減少による気腔の非可逆的拡張状態を
（③ ＿＿＿＿＿）という。

● （④ ＿＿＿＿＿＿）は、肺胞の拡張が不完全な状態であり、肺は虚脱となる。新生児無気肺は、
出産時の頭部外傷による呼吸中枢の障害、羊水による閉塞、表面活性物質（サーファクタント）
の不足などによるものと考えられる。

● 気管支喘息は、IgE抗体が関与する（⑤ ＿＿＿＿＿）型（即時型）アレルギー反応によって起こる。
粘稠（ねんちょう）な喀痰のなかには、（⑥ ＿＿＿＿＿）、クルシュマンらせん体、シャルコーライデン結晶
などが特徴的にみられる。

4 肺の循環障害

次の文章の空欄に、適切な語句を語句群から選び、記入しなさい。

語句群：肺うっ血、肺虚血、肺壊死、肺水腫、肺出血、肺塞栓、肺性心、心タンポナーデ

● （① ＿＿＿＿＿＿）の原因は、心不全（とくに左心不全）、僧帽弁・大動脈弁膜症などである。
肉眼的には肺は暗赤色となり、硬度を増す。

● （② ＿＿＿＿＿）は、急性左心不全で発症することが多く、そのほか炎症やアレルギー反応、
低タンパク血症などが原因となる。

● （③ ＿＿＿＿＿）は、うっ血の進展や出血性梗塞、外傷、真菌・結核・腫瘍による血管の損傷
および出血性素因などが原因で起こる。

● （④ ＿＿＿＿＿）症の多くは、下肢などの静脈から遊離した血栓による肺動脈内の血栓塞
栓症である。また、肺梗塞のほとんどはこの血栓塞栓症による。

● 肺高血圧症は、慢性左心不全や先天性心疾患、肺気腫、肺線維症などが原因となるものと、原
発性肺高血圧症がある。肺動脈壁の肥厚がみられる。また、心臓には（⑤ ＿＿＿＿＿）が生じ
る。これは右心系への負担によって右心室・右心房の拡張や肥大が起こった状態である。

5 ▶ 肺の炎症性疾患

次の文章の空欄に、適切な語句を語句群から選び、記入しなさい。

語句群(重複使用可)：ウイルス、気管支、肺、肺気腫、肺化膿、気管支肺、肺胞、髄膜、膠原、
間質、実質、局所性、間質性、限局性、びまん性、大葉性、嚥下性

● 肺の炎症性疾患には、（①　　　　　　　）炎、（②　　　　　　　　　）症、閉塞性細気管支炎、肺炎（以
　下に分類を述べる）、肺結核症、などがあげられる。

● 肺炎は、形態によって以下のように分類される（図9-3）。

　・（③　　　　　　　）肺炎：炎症が肺の1葉あるいはそれ以上に、（④　　　　　　　　）に広が
　　った状態の肺炎である。細菌感染（肺炎球菌が代表的）、菌毒素の一種のアレルギー反応によ
　　る。レジオネラ・ニューモフィラによるレジオネラ肺炎も含まれる。

　・（⑤　　　　　　　）肺炎：小葉性肺炎・巣状肺炎ともよばれ、気管支の単位で炎症が起こる最
　　も一般的にみられる肺炎である。（⑥　　　　　　　）肺炎もこの型に含まれる。

　・（⑦　　　　　　　）肺炎：（⑧　　　　　　　　　）感染や（⑨　　　　　　）病、薬剤、放射線、塵肺
　　症などが原因である。炎症が肺胞隔壁や小葉間の（⑩　　　　　　）などにみられ、リンパ球や組
　　織球、形質細胞などの浸潤を伴う。急性間質性肺炎は、びまん性肺胞傷害とほぼ同様であり、
　　臨床的には成人呼吸窮迫症候群（ARDS）を示し、重篤な呼吸器症状を呈する。

6 ▶ 病原微生物による肺炎

次の文章の空欄に、適切な語句を語句群から選び、記入しなさい。

語句群：肺、気管支、気管支肺、細菌性、真菌性、ウイルス性、ウイルス、マイコプラズマ、
クラミジア、ニューモシスチス、ブドウ、肺炎、無気肺、肺気腫、肺化膿、肺膿瘍

● 肺炎球菌やレンサ球菌、ブドウ球菌、クレブシエラ菌、緑膿菌、インフルエンザ菌、レジオネ
　ラ菌などが病原菌となる疾患を（①　　　　　　　　　）肺炎という。

● エコーウイルス、コクサッキーウイルス、インフルエンザウイルス、アデノウイルス、サイト

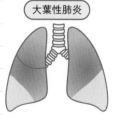

大葉性肺炎

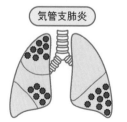

気管支肺炎

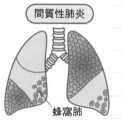

間質性肺炎

蜂窩肺

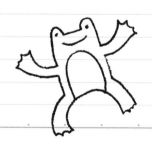

図9-3　肺炎の分類

メガロウイルスなどの感染による肺炎を（②　　　　　　　）肺炎とよぶ。

●アスペルギルス、カンジダ、クリプトコッカス、ムコール、放線菌などの感染による肺炎を
（③　　　　　　）肺炎とよぶ。

●マイコプラズマ・ニューモニエの感染による（④　　　　　　　　　）肺炎（原発性非定
型肺炎）は、胸部X線検査では肺野のすりガラス状の陰影をびまん性に認める。

●ニューモシスチス・イロベチーによる肺炎である（⑤　　　　　　　　　　）肺炎は、未熟
児やエイズなどの免疫不全状態で発症する。

●（⑥　　　　　　）炎は、細菌やウイルスなどによる感染、粉塵（ふんじん）、有毒ガス・喫煙などによる慢
性的な刺激、アレルギーなどで引き起こされる。咳や喀痰の増加があり、呼吸困難をみる。急
性気管支炎では（⑦　　　　　　　）炎を併発することがあり、また、慢性気管支炎では
（⑧　　　　　　）や肺性心を合併することがある。

●肺内に起こる化膿症（かのう）である（⑨　　　　　　　）は、（⑩　　　　　　）球菌やレンサ球菌感染によ
るものに加え、最近ではインフルエンザ菌、クレブシエラ菌、緑膿菌などのグラム陰性桿菌（かんきん）の
感染や真菌によるものが増えている。

7 肺結核症

次の文章の空欄に、適切な語句を語句群から選び、記入しなさい。また、（　）の適切な語句を選
択しなさい。

> 語句群：結核菌、抗酸菌、カリエス、ラングハンス、類上皮、乾酪、肥厚、粟粒、肉芽腫、
> 浸潤影、鏡面像、血液、喀痰、気管支鏡、ツベルクリン反応、BCG、イソニアジド、
> エリスロマイシン、リファンピシン

●肺結核症の感染経路は、（①　　　　　　　）を排菌している患者の咳、くしゃみ、唾液（だえき）の結核菌
を含む粒子の吸入である。肺内の初感染巣とこれに対応する所属リンパ節結核（多くは肺門リ
ンパ節結核）を合わせて初期変化群（primary complex）とよぶ。

●（②　　　　　　）結核とは、結核菌が血管内に入り、血行性に散布され、粟粒大（ぞくりゅう）の結核性病巣を多
くの臓器に形成する状態である。

●初感染巣が鎮静した後、数年後に再燃するものを慢性結核症という。その組織像では中心部に
（③　　　　　　）壊死を形成し、その周辺に（④　　　　　　）細胞やラングハンス巨細胞が取り囲
む（⑤　　　　　　）であり、さらにその外層にはリンパ球などの浸潤（しんじゅん）をみる。

●肺結核症ではツベルクリン反応が（⑥**陽性**　　**陰性**）になる。

●肺結核症の診断では、胸部X線写真で肺野の（⑦　　　　　　）や胸水貯留を検査し、細菌学的
検査として（⑧　　　　　）の塗抹・培養検査あるいは迅速検査としてはPCR法による検査を行う。

●肺結核症と腫瘍（主に肺癌）あるいは他の炎症性疾患の鑑別が難しい症例では、
（⑨　　　　　　）検査および経気管支生検を行う。

● 治療法は、抗結核薬による薬物療法が主体となる。初回治療は、（⑩　　　　　　　　　　）
（INH）および（⑪　　　　　　　　　　　）（RFP）、ストレプトマイシン（SM）、エタンブトール
（EB）、ピラジナミド（PZA）を加え、併用投与を行う。

　・**標準治療法A**：（初期2か月）INH + RFP + PZA + EB（またはSM）の4剤併用。その後、
　　INH + RFPの2剤併用を4か月
　・**標準治療法B**：（初期2か月）INH + RFP + EB（またはSM）の3剤併用（6か月まで延長可能）。
　　その後、INH + RFPの2剤併用（合計で9か月まで）

8 ▶ 肺の腫瘍

次の文章の空欄に、適切な語句を語句群から選び、記入しなさい。また、（　）の適切な語句を選
択しなさい。

> 語句群（重複使用可）：良性、悪性、早期、末期、肉腫、肉芽腫、過誤腫、肺悪性、気管支、喀痰、
> 　　　　腺、扁平上皮、小細胞、大細胞、骨髄、血液、Bリンパ球、抗体、
> 　　　　ホルモン、カルチノイド、中皮腫

● 肺の腫瘍の大部分は、（①　　　　　）腫瘍であり、（②　　　　　）腫瘍の発生頻度は低い。
● 肺の良性腫瘍である（③　　　　　　　）は良性の形態をとる骨や軟骨、脂肪、平滑筋などが混在
　し、円柱上皮などで被覆（ひふく）された管腔構造や肺胞に類似した構造を腫瘍内にみる。

肺悪性腫瘍

● 肺癌は、50〜70歳に好発し、（④**男性　　女性**）に多くみられる（図9-4）。
● （⑤　　　　　）細胞診検査は、集団検診および胸部X線検査で異常のみられない早期肺癌の診断
　に重要な検査である。肺癌のうち（⑥　　　　　　　）癌は喀痰（かくたん）中に癌細胞が出現する頻度が
　最も高く、次いで（⑦　　　　　　）癌の出現率（陽性率）が高く、（⑧　　　　　）癌では出現率が
　最も低い。
● （⑨　　　　　）癌は、肺癌の約60％を占め、肺癌のなかでは女性にも比較的多く発生する。

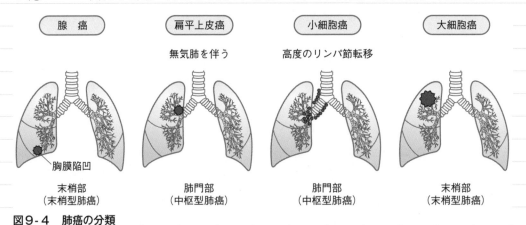

図9-4　肺癌の分類

●（⑩　　　　　　　　）癌は、肺癌の約25〜30％（男性40％、女性15％）を占め、喫煙との関連が深く、男性に多く発生する。

●（⑪　　　　　　　）癌は、肺癌の10〜15％を占め、悪性度が高く、リンパ行性、血行性に転移をきたすことが多い。喫煙との関連が深い。（⑫　　　　　　　　）産生を示すことがある。

●（⑬　　　　　　　）癌は、肺癌の数％（5％未満）を占める。

●治療は臨床病期や組織型によっても異なる点があり、小細胞癌と非小細胞癌に分けて選択される。

●（⑭　　　　）癌では気管支ファイバースコープによるレーザー治療を行う場合がある。

●癌と比較して転移が少ない（⑮　　　　　　　　　）腫瘍は、主気管支壁から発生し、ポリープ状の発育を示すことが多い。

●まれな腫瘍である（⑯　　　　　）リンパ腫は、50代に好発し、限局性あるいはびまん性に増殖し、主に（⑰　　　　　　　）由来の腫瘍である。

●癌や肉腫の肺への転移は頻度が高く、とくに（⑱　　　　　）の血行性転移は主に肺にみられる。癌では、腎癌、甲状腺癌・乳癌などで肺への転移が多い。

9　その他の肺・呼吸器系疾患

次の文章の空欄に、適切な語句を語句群から選び、記入しなさい。

> 語句群：サーファクタント、アスベスト、硅肺、無気肺、中皮腫、胸腺腫、気腫性、がん性、
> 胸膜、縦郭、乾酪、壊死、腫脹、胸水、血胸、膿胸

●塵肺症には、炭粉沈着症・（①　　　　　）症、石綿肺〔（②　　　　　　　　　）肺〕などがあり、職業性にみられることが多い。

●肺サルコイドーシスは、女性に多く発症する疾患であり、胸部X線検査でみられる両側肺門リンパ節の（③　　　　　）が特徴的な所見である。（④　　　　　）壊死がみられない肉芽腫を形成する。

●自然気胸とは、（⑤　　　　　）嚢胞（ブラ）などの破裂によって、胸腔内に空気が充満し肺の圧迫、虚脱状態を示す疾患である。

●癌性胸膜炎やその他の胸膜炎、心不全、低タンパク血症などで、胸腔内に漏出液や滲出液が貯留する状態を（⑥　　　　）とよび、外傷やその他血管の破裂によって胸腔内に血液がたまる状態が（⑦　　　）である。

●（⑧　　　　）炎は、結核症や他の細菌感染・癌の胸膜浸潤・転移、尿毒症、膠原病などが原因となる。

●胸膜に原発する腫瘍としては（⑨　　　　　　　）があり、胸膜をおおっている中皮細胞が腫瘍化したものであり、通常は悪性の経過を示す。

読み書きできれば、病理学がもっと身近に!

ちょっと難解!? 病理学の用語

問題 3 下線部分のひらがなを漢字に、漢字はその読みを書いてください（解答は別冊 p.7）。

問題	解答	解説
① 心嚢		心臓を取り囲む袋のこと
② 心尖部	部	心室の先端部（左下端）で、いちばん拍動する部分
③ 三尖弁	弁	右房室口にある弁。右房室弁ともよばれる
④ 僧帽弁	弁	左房室口にある弁。二尖弁ともよばれる
⑤ らんえんこう		胎児の左右の心房間にある心房中隔に開いている孔。右心房からの血液がここを通り、左心房へと流れる
⑥ 動脈瘤	動脈	動脈の局所的な拡張をきたすもの。真正動脈瘤、仮性動脈瘤、解離性動脈瘤に大別される
⑦ 労作狭心症	狭心症	歩行や階段などの労作によって、胸の圧迫感やしめつけ感、痛みなどの症状が生じる狭心症。安静にすると治まる
⑧ 粥腫		脂質の塊で血管内膜に蓄積し、隆起した状態。動脈硬化の原因となる。アテロームプラークともよばれる
⑨ 心室中隔	心室	右心室と左心室を分ける心筋の壁
⑩ おうかく膜	膜	胸腔と腹腔の境界にある筋板。大動脈裂孔、食道裂孔、大静脈孔の3つの孔がある。この膜の上下運動により腹式呼吸が行われる
⑪ 扁桃		咽頭の後上部の粘膜下にある。炎症により肥大したものをアデノイドといい、小児にみられる
⑫ 喉頭蓋		飲食物を飲み込むとき、喉頭に入らないように喉頭口にふたをする
⑬ 嚥下性肺炎	性肺炎	食物や胃内容などの誤嚥によって起こる肺炎。高齢者や全身状態の悪化している患者にみられる。右肺に多い
⑭ 肺胞		ガス交換が行われる場所。肺胞管によって呼吸細気管支とつながっている
⑮ 漿膜	膜	体腔とその内部にある器官の表面をおおう膜。心膜や胸膜、腹膜などがある
⑯ 縦隔		左右の肺に挟まれた胸腔の中隔をつくる。心臓や気管、食道、大動脈、上大静脈、迷走神経、胸管などがある
⑰ 篩骨洞	洞	頭蓋腔を取り囲む骨の1つにより形成される副鼻腔。この他に蝶形骨洞、上顎洞、前頭洞がある
⑱ 気管支喘息	気管支	IgE抗体の関与するⅠ型（即時型）アレルギー反応によって起こる。発作性に呼吸困難が起こる疾患
⑲ 自然ききょう	自然	気腫性嚢胞（ブラ）などの破裂によって、胸腔内に空気が充満し肺の圧迫、虚脱状態を示す疾患
⑳ 乾酪壊死		結核肉芽腫内でみられる凝固壊死の一型。乾酪とは乾いたチーズのことで、壊死部が肉眼的に似ていることからこの名がついた

Chapter 10 消化器系の疾患

1 消化器の構造

次の文章の空欄に、適切な語句を語句群から選び、記入しなさい。

> 語句群(重複使用可)：口腔、食道、胃、十二指腸、回腸、空腸、肝臓、脾臓、胆嚢、胆道、膵管、肝管、脈管、門脈、幽門、噴門、実質、濃縮、吸収、消化、消化管、横隔膜、漿膜、外膜、胆汁、ペプシン、アミラーゼ、ランゲルハンス島、褐色細胞、3〜4、6〜7、10〜15、25、45

● 消化器官には、口腔に始まり食道・胃・腸・肛門で終わる管腔臓器(**図10-1**)とよばれる（① 　　　　　）と、（② 　　　　　）臓器である肝臓・膵臓と（③ 　　　　　）を含む胆道がある。

● 口腔は消化器系の入り口にあたり、前方は上下の口唇、後方は口狭まで、上壁は口蓋、下壁は口腔底、側壁は頬(粘膜)に囲まれた部分からなり、口腔前庭と固有口腔に大別される。

● 食道は咽頭と胃を結ぶ中空性器官であり、長さは約（④ 　　　　　）cmである。食道入口部に始まり、気管の後ろ側を下行して、横隔膜の食道裂孔を貫き、胃の噴門部で終わる。食道の壁は、内腔より粘膜層・粘膜下層・筋層・（⑤ 　　　　　）で構成され、粘膜層は重層扁平上皮でおおわれている。

● 胃の上方(口側)は横隔膜の直下、第11胸椎の左前側にある（⑥ 　　　　　）部に始まり、第1腰椎の高さの右前にある（⑦ 　　　　　）部に終わる。胃底部、胃体部、幽門(前庭)部に分類され、胃の上縁を小弯、下縁を大弯とよぶ(**図10-2**)。

● 胃壁には内腔より粘膜(粘膜固有層・粘膜筋板)、固有筋層、（⑧ 　　　　　）に分けられ、粘膜と固有筋層の間に粘膜下層がある(**図10-3**)。粘膜固有層には胃底腺(主細胞、壁細胞、副細胞)と幽門腺があり、主細胞からは（⑨ 　　　　　）が、壁細胞からは塩酸が、副細胞と幽門腺からは粘液が分泌される。小腸は全長約（⑩ 　　　 〜 　　　）mの管状の構造で、胃に続いて（⑪ 　　　　　）→空腸→回腸に区分される。

● 大腸は回腸に続く、長さ約1.5mの太い管状の構造で、盲腸、結腸(上行結腸、横行結腸、下行結腸、Ｓ状結腸)、直腸に区分される。

● 肝臓は、腹腔内で最大の実質臓器であり、成人では左右の最大径は約20cm、重さ約1,200gである。右葉、左葉、方形葉、尾状葉に区分される。肝臓に流入する（⑫ 　　　　　）や肝動脈、肝臓から流出する肝静脈がある(**図10-4**)。

● 胆嚢は、肝下面の胆嚢窩にはまり込むように位置し、西洋梨に似た形を示し、胆嚢管に続く。肝外胆管は左右の肝管が合流し総肝管、総胆管となり、（⑬ 　　　　　）乳頭部で膵管と合流し開口する(**図10-5**)。

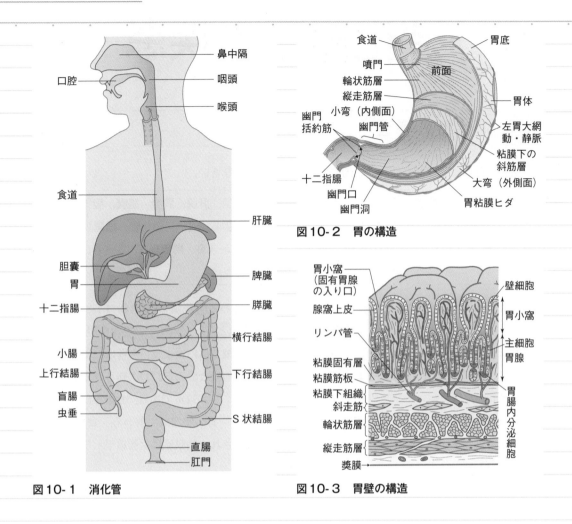

図10-1 鼻中隔 口腔 咽頭 喉頭 食道 肝臓 胆囊 胃 十二指腸 小腸 上行結腸 盲腸 虫垂 横行結腸 脾臓 膵臓 下行結腸 S状結腸 直腸 肛門

図10-1 消化管

図10-2 食道 噴門 輪状筋層 縦走筋層 小弯（内側面） 幽門括約筋 幽門管 十二指腸 幽門口 幽門洞 胃底 前面 胃体 左胃大網動・静脈 粘膜下の斜筋層 大弯（外側面） 胃粘膜ヒダ

図10-2 胃の構造

図10-3 胃小窩（固有胃腺の入り口） 腺窩上皮 リンパ管 粘膜固有層 粘膜筋板 粘膜下組織 斜走筋 輪状筋層 縦走筋層 漿膜 壁細胞 胃小窩 主細胞 胃腺 胃腸内分泌細胞

図10-3 胃壁の構造

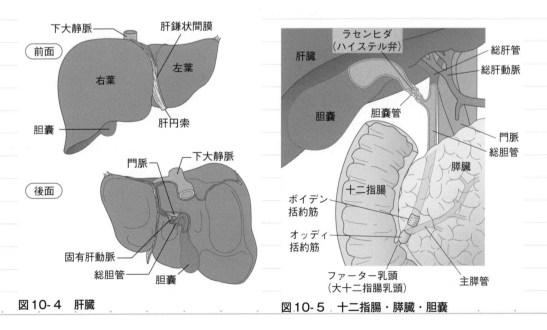

図10-4 下大静脈 肝鎌状間膜 前面 右葉 左葉 胆囊 肝円索 後面 門脈 下大静脈 固有肝動脈 総胆管 胆囊

図10-4 肝臓

図10-5 ラセンヒダ（ハイステル弁） 肝臓 胆囊 胆囊管 ボイデン括約筋 十二指腸 オッディ括約筋 ファーター乳頭（大十二指腸乳頭） 総肝管 総肝動脈 門脈 総胆管 膵臓 主膵管

図10-5 十二指腸・膵臓・胆囊

●胆嚢は肝臓から流れ出た（⑭　　　　　）を貯蔵し、また（⑮　　　　　）する。胆嚢で濃縮された胆汁の排泄は、コレシストキニンとよばれるホルモンによる胆嚢の収縮によって調節されている。

●膵臓は、胃の後ろ（背側）にあり、後腹膜に癒着する形で存在し、十二指腸に接する膵頭部と、腹腔内の左側で（⑯　　　　　）に接する膵尾部、中間の膵体部に区分される。全体で約60〜70gの重さで、全長約15cmのやや細長い実質臓器である。

●膵臓は、外分泌腺組織と内分泌腺組織の混在する臓器である。外分泌腺は腺房細胞や腺房中心細胞からなる腺房の集簇である小葉構造と、導管である（⑰　　　　　）からなる。内分泌腺は、（⑱　　　　　　　　　）とよばれる細胞集塊を形成し、膵臓内に散在するが、膵尾部に最も多く認められる。

2　口腔・食道の疾患

次の文章の空欄に、適切な語句を語句群から選び、記入しなさい。

> 語句群（重複使用可）：乳頭、腺、単層扁平、重層扁平、扁平上皮、移行上皮、口蓋、舌、歯肉、口内炎、歯肉炎、アフタ、びらん、潰瘍、壊死、逆流、閉塞、側副、門脈、上部、中部、膨大部、狭窄部、食道静脈瘤、肝硬変、膵炎、腸閉塞、ウイルス、真菌、原虫

口腔の疾患

●口腔粘膜は、すべて（①　　　　　）上皮でおおわれている。

●舌炎には、萎縮性舌炎（貧血に伴うもの）、潰瘍性舌炎、実質性舌炎などがあり、また口内炎には、ベーチェット病・手足口病などでみられる（②　　　　　）性口内炎、潰瘍性口内炎、カンジダ性口内炎（鵞口瘡とよばれる）などがある。

●舌炎とは、（③　　　　　）（口腔炎）に含まれる炎症であり、舌炎以外にも歯肉炎や口唇炎、歯周囲炎などがある。

●（④　　　　　）癌は、口腔内の癌では最も多くみられ、舌の前方2/3の舌縁部に発生しやすく、組織型のほとんどが（⑤　　　　　）癌である。

食道の疾患

●胃液などの逆流が原因となる最も一般的にみられる食道炎である（⑥　　　　　）性食道炎は、食道の下部に多く発症する。胃の部分切除後や食道裂孔ヘルニアなどの患者に発生しやすい。

●（⑦　　　　　）性食道炎はカンジダ感染などを代表とする食道の炎症であり、癌などに伴う消耗性変化が強い場合に発生しやすい。他には好酸球を主体とする細胞浸潤を示す。好酸球性食道炎がある。

●食道静脈瘤は（⑧　　　　　）循環により発生する病変の1つであり、（⑨　　　　　）などによる門脈圧亢進症が主な原因となる。胃静脈からの血液の流入があり、食道静脈が瘤状に拡張する。（⑩　　　　　）の破裂により大量の消化管出血が起こり、死亡原因ともなる。

- ●食道の良性腫瘍は、上皮性では（⑪　　　　　　）腫があり、非上皮性の腫瘍では平滑筋腫や神経線維腫、血管腫、脂肪腫などがある。
- ●食道癌は食道の生理的（⑫　　　　　　）（食道入口部、気管分岐部、横隔膜貫通部の３か所）に発生しやすく、全体的には（⑬　　　　　　）食道に最も多く、次に下部食道に多い。
- ●食道癌は、組織学的には大部分が（⑭　　　　　　　）癌である。

3 ▶ 胃の疾患

次の文章の空欄に、適切な語句を語句群から選び、記入しなさい。

> 語句群：急性、慢性、器質性、機能性、小彎（弯）、大彎（弯）、胃角、胃底、粘膜下層、表層、潰瘍、炎症、萎縮、肥大、隆起、過形成、びらん、欠損、穿孔、穿通、線維腫、腺腫、肉腫、サルモネラ、カンピロバクター、ヘリコバクター・ピロリ

胃炎

- ●（①　　　　　　）胃炎は、暴食、化学的刺激（強酸・強アルカリ・アルコールなど）、物理的刺激（熱い飲食物など）、感染、アニサキスの穿入、アレルギー（アレルギー性胃炎）などが原因である。
- ●慢性胃炎の代表的な分類としては、（②　　　　　　）性胃炎、（③　　　　　）性胃炎、肥厚性胃炎の３つに分けられる。リンパ球を主体とする炎症細胞浸潤（しんじゅん）がみられ、粘膜の萎縮や肥厚を伴い、しばしば腸上皮化生がみられる。

びらん・胃潰瘍

- ●胃粘膜筋板に達しない粘膜表層部の欠損を（④　　　　　　　）とよび、これよりも深い胃壁の欠損を（⑤　　　　　）とよぶ。胃壁への攻撃因子（胃液中の塩酸やペプシン、機械的粘膜損傷）と防御因子（粘液の分泌、粘膜の抵抗、粘膜血流、十二指腸粘膜の反射性胃液分泌抑制）とのバランスが崩れることによって発生すると考えられている。
- ●40〜50歳台に好発し、胃の（⑥　　　　　）側、とくに（⑦　　　　　）部に発生しやすい。
- ●胃炎や胃潰瘍の原因として、（⑧　　　　　　　　　　　　　　）菌感染との関係が注目されている。この菌はラセン状のグラム陰性桿菌であり、一般細菌にとっては発育に不都合な胃内に生息する。ウレアーゼ活性によるアンモニアの産生を促して胃粘膜の障害を起こす。
- ●胃潰瘍は深さによって４つの段階に分類され、さらに進行すると（⑨　　　　　）（腹腔へ潰瘍が開口した状態）あるいは（⑩　　　　　）（膵臓・肝臓・横行結腸・胆囊などと癒着（ゆちゃく）し瘻孔（ろうこう）を形成する）を認める（**図10-6**）。

胃ポリープ

- ●胃粘膜上皮の異常な増殖による内腔への（⑪　　　　　　）性病変を胃ポリープと総称し、代表的なものに（⑫　　　　　　）ポリープと（⑬　　　　　　）がある。
- ●胃の腺腫は幽門前庭部に好発する。好発年齢は60歳で約20％に腺腫の多発をみる。平均４〜９％に癌化を認め、とくに２cm以上の大きさを示す腺腫では癌化率が高い（約40％）。

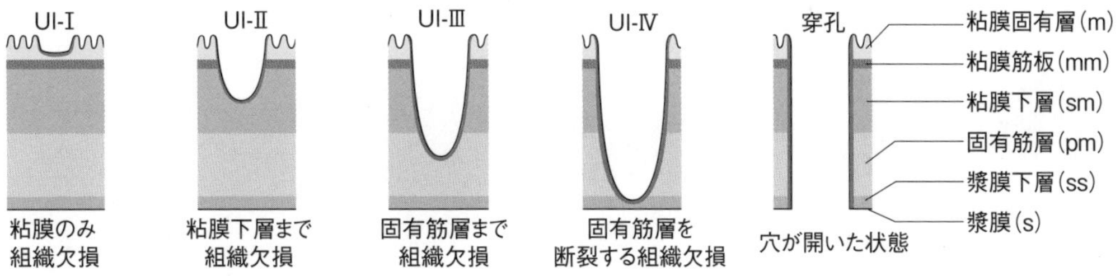

UI-I

粘膜のみ
組織欠損

UI-II

粘膜下層まで
組織欠損

UI-III

固有筋層まで
組織欠損

UI-IV

固有筋層を
断裂する組織欠損

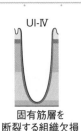

穿孔

穴が開いた状態

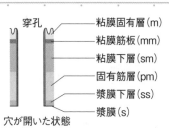

粘膜固有層(m)
粘膜筋板(mm)
粘膜下層(sm)
固有筋層(pm)
漿膜下層(ss)
漿膜(s)

図10-6　胃潰瘍の深さの4段階分類

4　胃の腫瘍

次の文章の空欄に、適切な語句を語句群から選び、記入しなさい。

語句群(重複使用可)：B、T、腺、扁平上皮、平滑、上皮、非上皮性、胃平滑筋、固有筋層、
　　　　　粘膜下層、神経、血行、播種、リンパ行、形質、食生活、職業、癌、悪性、ボールマン、
　　　　　クルーケンベルグ、ウィルヒョウ、シュニッツラー、ヘリコバクター・ピロリ

●胃の良性腫瘍は、腺腫と(①　　　　　)筋腫、(②　　　　　)鞘腫・線維腫、神経線維腫、脂肪腫
などに代表される(③　　　　　　　)良性腫瘍があり、①筋腫の発生が最も多く、50〜60
歳台に好発する。その他には、良・悪性の中間的な性格の胃消化管間質腫瘍(GIST)がある。

●胃の悪性腫瘍の大部分は(④　　　　)である。その他、非上皮性悪性腫瘍としては、
(⑤　　　　)リンパ腫、平滑筋肉腫、悪性末梢神経鞘腫などがある。

●胃癌の発生には、(⑥　　　　)を主体とする生活環境からなる因子が重要な役割を示している
が、とくに化学的な胃癌の発生因子として知られているのはニトロソ化合物である。その他の
因子として胃炎・胃潰瘍との関連性が考えられている(⑦　　　　　　　　　　)菌の
感染率の高さと胃癌の発生率との関係も注目されている。

●早期胃癌とは、"癌の浸潤(深達度)が(⑧　　　　　　)までにとどまっているもの(リンパ
節転移の有無は問わない)"と定義されている(図10-7)。

●進行胃癌の肉眼分類は、(⑨　　　　　　　　)分類を用いるが、これは1型から4型までと5
型(分類不能型)に分けられる(図10-8)。

●胃癌の大部分は(⑩　　　　)癌であるが、そのなかでも管状腺癌(高分化〜中等度分化型)、低

I型

隆起型

IIa型

表面隆起型

IIb型

表面平坦型

IIc型

表面陥凹型

III型

IIc型＋III型

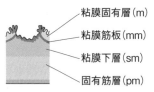

陥凹型

粘膜固有層(m)
粘膜筋板(mm)
粘膜下層(sm)
固有筋層(pm)

図10-7　早期胃癌の肉眼的分類

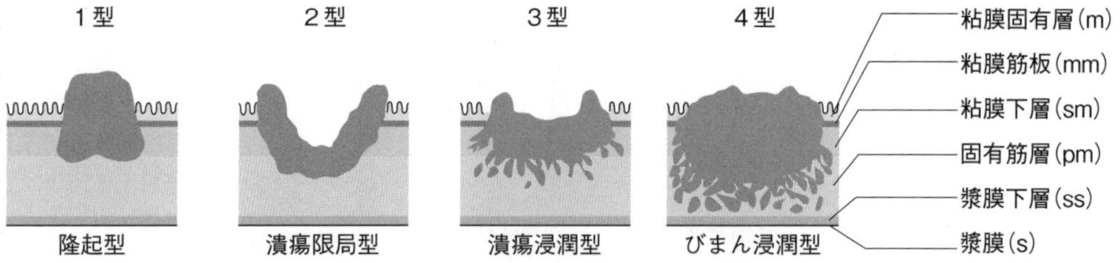

1型	2型	3型	4型	
				粘膜固有層(m)
				粘膜筋板(mm)
				粘膜下層(sm)
				固有筋層(pm)
				漿膜下層(ss)
隆起型	潰瘍限局型	潰瘍浸潤型	びまん浸潤型	漿膜(s)

図10-8　進行胃癌の肉眼的分類(ボールマン分類)

分化腺癌、印環細胞癌などに分類される。

● 胃癌の(⑪　　　　　)性転移は肝臓に最も多く、ついで肺、骨などにみられる。

● 胃癌の(⑫　　　　　　　　)性転移は、胃周囲リンパ節に最も多く、その他、胸間膜・後腹膜リンパ節、縦隔リンパ節、(⑬　　　　　　　　)リンパ節にみられる。

● 胃癌の(⑭　　　　)性転移で、ダグラス窩への転移を(⑮　　　　　　　　　　)転移とよぶ。

癌以外の胃の悪性腫瘍

● 消化管に発生する(⑯　　　　)リンパ腫の約60％が胃に発生し、好発年齢は50歳台で、男性に多く発症する。多くは(⑰　　　　)細胞性である。

● (⑱　　　　　　　　)肉腫は50〜60歳台に多く発生し、粘膜下腫瘍の形をとって増殖する。肝臓やリンパ節への転移が多い。

5　腸の疾患

次の文章の空欄に、適切な語句を語句群から選び、記入しなさい。

語句群：潰瘍、感染、炎症、輪状、縦走、移行上皮、扁平上皮、腺、腺腫、肉芽腫、乳頭腫、過誤腫、過形成、小腸、大腸、直腸、肝臓、肺、うっ血、虚血、出血、悪性、腸結核、内痔核、外痔核、痔瘻、瘻孔、クルーケンベルグ、カルチノイド

腸の炎症性疾患

● 腸の炎症性疾患には細菌感染によるものとして、ブドウ球菌やチフス菌、コレラ菌、サルモネラ菌などによる(①　　　　)性腸炎がある。

● 結核菌の感染により、30〜40歳台の女性に好発し、回腸および回盲部に多く発生する炎症を(②　　　　　　)とよぶ。

● クローン病は回腸部に好発する原因不明な腸の(③　　　　　　)性炎症であり、20歳台の男性に好発する。特徴的所見としては、(④　　　　)潰瘍を形成することであり、そのほかに玉石状(敷石状)外観(cobble stone appearance)や裂溝および(⑤　　　　)形成などがみられる。

● 大腸粘膜を主体とする陰窩膿瘍などを伴う炎症性疾患を(⑥　　　　)性大腸炎とよび、粘膜固有層を主体とする炎症を示し、肉芽腫は形成しない。好発部位は(⑦　　　　)であるが、左側大腸、全大腸にみられる。

腸のポリープ

- 腫瘍性ポリープのなかでも（⑧　　　　　　）が代表的であり、癌の発生母地として重要な位置を占めている。
- 非腫瘍性ポリープは、炎症性ポリープ、（⑨　　　　　　　）性ポリープ（若年性ポリープ）、リンパ濾胞性<ruby>濾<rt>ろ</rt></ruby><ruby>胞<rt>ほうせい</rt></ruby>性ポリープ、（⑩　　　　　　）性ポリープなどがある。

大腸癌

- 腸における癌の発生は大部分が（⑪　　　　　　）にみられ、（⑫　　　　　　）癌はまれな疾患である。
- 大腸癌は60歳台に発生のピークがあり、好発部位は（⑬　　　　　　）であり、直腸からS状結腸までで約70％を占める。大腸癌の大部分が（⑭　　　　　　）癌であり、その分化度によって高分化型から低分化型まで分けられ、その他、粘液癌、印環細胞癌などもみられる。
- 血行性転移は（⑮　　　　　　）に最も多くみられ、その他、肺、骨、脳などである。

その他の腸腫瘍

- 直腸・虫垂<ruby>虫垂<rt>ちゅうすい</rt></ruby>などに多くみられる比較的まれな腫瘍を（⑯　　　　　　　　　　）腫瘍という。
- （⑰　　　　　　）リンパ腫のほとんどがB細胞性である。ほかに胃消化管間質腫瘍（GIST）、平滑筋腫、平滑筋肉腫、神経原性腫瘍などがある。

肛門・肛門管の疾患

- 痔核<ruby>痔<rt>じかく</rt></ruby>は、肛門周辺にある痔静脈の（⑱　　　　　　　　）による拡張状態である。内静脈叢のうっ血<ruby>叢<rt>そう</rt></ruby>による拡張を（⑲　　　　　　　）、外静脈叢のうっ血による拡張を（⑳　　　　　　　　）という。
- 肛門腺の感染によって、括約筋や皮下組織を通り、肛門周辺の皮膚に開口する瘻孔<ruby>瘻孔<rt>ろうこう</rt></ruby>を形成するのが（㉑　　　　　　）である。
- 肛門・肛門管の腫瘍には、（㉒　　　　　　　　）癌や腺癌、悪性黒色腫などがまれにみられる。

6　肝臓の疾患

次の文章の空欄に、適切な語句を語句群から選び、記入しなさい。

> 語句群（重複使用可）：急性、慢性、劇症、閉塞、出血、黄疸、脂肪、プリン体、薬物、中毒、
> 　　　　　　ウイルス、経口、接触、A、B、C、D、E、肝炎、肝硬変、脂肪肝、肝不全、肝膿瘍

アルコール性肝障害

- アルコール性肝障害とは、長期間のアルコール多飲によって発生する肝障害であり、アルコール性（①　　　　　　）、アルコール性肝炎、アルコール性（②　　　　　　　　）などがみられる。肝細胞の（③　　　　　　）変性や、肝細胞の壊死およびアルコール硝子体<ruby>硝子体<rt>しょうしたい</rt></ruby>（マロリー体）とよばれる肝細胞の封入体<ruby>封入体<rt>ふうにゅうたい</rt></ruby>、肝細胞周囲の線維化などが組織学的変化として特徴的である。

薬物性肝障害

- 直接肝臓毒、間接肝臓毒による（④　　　　　　）性肝炎は、直接肝臓毒を示すものにはクロロホルム、四塩化炭素、ニトロソアミン類などがある。

●通常みられる薬物による肝障害は(⑤　　　　　)性肝障害に相当し、薬物に対する過敏性反応が原因となる。これには肝炎型、胆汁うっ滞型に大きく分けられる。

肝炎

●肝炎はその原因によって、(⑥　　　　　　　　　)性肝炎(大部分は肝炎ウイルスによるもの、まれにEBウイルス、ヘルペスウイルス、サイトメガロウイルスなどがよるものがある)、結核および梅毒性肝炎、アルコール性肝炎、薬剤性肝炎、自己免疫性肝炎などに分類される。

●⑥性肝炎は、A型から(⑦　　　　　)型まで5種類発見されている。

●A型肝炎は、(⑧　　　　　)感染によって引き起こされ、一過性の感性である。

●(⑨　　　　　)型肝炎は、血液などを介して発症し、診断はHBs抗原、HBc抗体、HBe抗原で同定される。

●(⑩　　　　　)型肝炎は肝硬変、肝癌に移行する率が高いことが知られている。

●(⑪　　　　　)肝炎は、肝炎ウイルスやアルコール、薬剤性などが原因で発症し、症状は食欲不振、倦怠感、発熱、嘔吐、(⑫　　　　　)などがみられる。

●(⑬　　　　　)肝炎は、活動性肝炎および非活動性肝炎(持続性肝炎)に分けられ、いずれも門脈域を主体とするリンパ球浸潤をみる。

●急性肝炎のうち数週間から2か月以内に激しい経過をとり、(⑭　　　　　　　)状態に陥る症例を(⑮　　　　　)肝炎という。

7 肝硬変

次の文章の空欄に、適切な語句を語句群から選び、記入しなさい。

> 語句群：原発性、続発性、閉塞性、線維性、脂肪性、肝性、クモ状、結節状、門脈圧、側副路、心悸、血管、浸潤、うっ血、肝炎、肝芽腫、偽小葉、胆嚢、甲、乙

●肝炎やその他の肝障害によって肝細胞の変性や壊死が生じた結果、(①　　　　　　)とよばれる肝細胞の結節状の再生と(②　　　　　)結合織の増生がみられ、これが肝臓全体に広がった状態を肝硬変とよぶ(図10-9)。

●肝硬変の症状は、食欲低下、黄疸、手掌紅斑、(③　　　　　　)血管腫などである。

●合併症としては、(④　　　　　)亢進症、肝機能不全、凝固因子産生障害(出血傾向：鼻出血、皮下出血)、(⑤　　　　　)脳症が知られている。

●胆汁性肝硬変は、(⑥　　　　　)胆汁性肝硬変と(⑦　　　　　)胆汁性肝硬変の2つに分けられる。

●(⑧　　　　　)性肝硬変は、心疾患(右心不全)によって慢性的な肝臓のうっ血が起こり、これに続いて肝臓に線維化が発生したものである。

●劇症肝炎などの広範囲な肝細胞壊死後に生じた間質部が広い肝硬変を(⑨　　　　　)型肝硬変という。

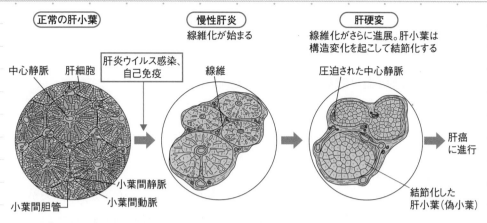

正常の肝小葉

中心静脈　肝細胞

肝炎ウイルス感染、
自己免疫

小葉間胆管
小葉間動脈

慢性肝炎
線維化が始まる

線維

肝硬変
線維化がさらに進展。肝小葉は
構造変化を起こして結節化する

圧迫された中心静脈

肝癌
に進行

結節化した
肝小葉(偽小葉)

小葉間静脈

慢性肝炎では、小葉間動脈、胆管などが通る門脈域で線維が増え、次第に周囲に伸びて門脈域同士、門脈域と中心
静脈が結合する。その後、肝臓の基本単位である小葉構造は破壊されるが、球状の結節として再生する。この球状の
結節が肝臓内血流の循環障害を起こし、肝臓の機能を低下させる。

図10-9　肝硬変への進行

●慢性肝炎からの移行によるもので、肝硬変のなかでも(⑩　　　　　)型肝硬変が最も多く、肝癌
(肝細胞癌)の合併はこの型の肝硬変に多い。

●(⑪　　　　　　　)肝硬変(F型肝硬変)は、アルコール性肝障害・非アルコール性脂肪性肝炎に
よる肝硬変によくみられる。

8 肝腫瘍

次の文章の空欄に、適切な語句を語句群から選び、記入しなさい。

語句群：転移性、閉塞性、線維性、脂肪性、肝性、心悸、血管、門脈、浸潤、肝細胞、肝硬変、
肝芽腫、偽小葉、胆管上皮、胆嚢、甲、乙、A、B、C

●良性の肝腫瘍は、頻度が最も高い(①　　　　　)腫、肝細胞腺腫、管内胆管腺腫などがみられる。

●悪性の肝腫瘍は、肝癌(肝細胞癌)、胆管癌(肝内胆管癌)に代表され、(②　　　　　)癌が原発
性肝悪性腫瘍の80〜90%を占める。

●肝臓に原発する腫瘍のほかに(③　　　　　)肝腫瘍が多くみられ、原発部位としては、大腸、
胃、胆嚢、膵臓などの(④　　　　)系の血流を有する臓器の癌が多く、その他、肺癌、乳癌な
どが続く。肝癌(肝細胞癌)の大部分(約80%)は(⑤　　　　　　)を合併する。

●肝癌(肝細胞癌)のうち、(⑥　　　　)型肝硬変からの移行が多く、肝炎ウイルスのタイプとし
ては(⑦　　　)型肝炎から発生した肝硬変に肝細胞癌の合併が多い。

●(⑧　　　　　　)は乳幼児にみられる悪性肝腫瘍である。

●胆管癌(肝内胆管癌)は、肝臓内の(⑨　　　　　　)から発生する癌であり、黄疸や血中の
アルカリホスファターゼの上昇が目立つ。

9 ▶ 胆嚢の疾患

次の文章の空欄に、適切な語句を語句群から選び、記入しなさい。

語句群：胆嚢、胆管、膵管、総胆管、アミラーゼ、ビリルビン、コレステロール、ホルモン、
扁平上皮、腺、小細胞、黄疸、胆石、胆嚢炎、胆道閉鎖

● 胆石症は、結石のできる部位によって、（①　　　　　）結石と（②　　　　　）結石に分類される。

● 日本人の胆石症は、以前は（③　　　　　　　　　）系の総胆管結石の頻度が高かったが、近
年、胆嚢内の（④　　　　　　　　　　　　　）系石が増加し、胆石の60〜70％を占める。

● 胆嚢癌・胆管癌は、（⑤　　　　　　）症と密接な関連がある。女性に多く発生する。

● 胆嚢癌・胆管癌の組織型は約90％を（⑥　　　　　）癌が占める。

● 先天性（⑦　　　　　　　）症とは、生後あるいは生後すぐに肝外胆管の閉鎖で起こる疾患で、
黄疸や灰白色便で発症し、肝臓の腫大もみられる。

10 ▶ 膵臓の疾患

次の文章の空欄に、適切な語句を語句群から選び、記入しなさい。

語句群：急性、慢性、貧血、黄疸、膵管、膵頭、ランゲルハンス島、内分泌腺、ホルモン、
アドレナリン、インスリン、心不全、腎不全

● 膵酵素による膵の自己消化によって起こるといわれている（①　　　　　）膵炎は、急激な腹痛や
ショック、（②　　　　　　　　）、DICなどの合併症をみることがある。

● 膵炎としての臨床像が6か月以上継続または持続しているものを（③　　　　　）膵炎という。

● 膵癌は、60歳台の男性にやや多く発症する。上腹部痛や背部痛がみられる。また、膵頭部癌
では（④　　　　　）症状を呈する。

● 膵癌は、（⑤　　　　　）部に最も多く発生し（約60％）、膵体部では約10％にみられ、膵尾部は
約5％を占める。他にも膵臓の広域にまたがるものがある（約25％）。

● 膵内分泌腫瘍とは、（⑥　　　　　　　　　）やグルカゴン、ソマトスタチンなど、主にラン
ゲルハンス島由来の（⑦　　　　　　　　　）を産生することがある腫瘍である。

Chapter 11 血液・造血器系の疾患

1 血液の性状

次の文章の空欄に、適切な語句を語句群から選び、記入しなさい。

語句群：細胞、血漿、血清、血餅、リンパ球、好酸球、好中球、好塩基球、骨髄、脾臓、肝臓、7、20、120

● 血液は（①　　　　　）と（②　　　　　）成分からなり、血液の90％は血管内を循環し、残りの10％は（③　　　　　）や（④　　　　　）内に貯蔵される（**図11-1**）。全血液量は体重の7〜8％を占める。

● 赤血球の生成は、顆粒球系や血小板と同様に（⑤　　　　　）で行われる。

● 赤血球の寿命は約（⑥　　　　　）日であり、脾臓を主体とする網内系臓器・細胞によって処理される。

● 顆粒球系は好中球、好酸球、好塩基球に分類されるが、このなかで（⑦　　　　　）が最も多い。

● 血小板を生成する最も幼若な細胞は巨核芽球であり、前巨核球→巨核球となり、巨核球の細胞質から血小板がつくられる。

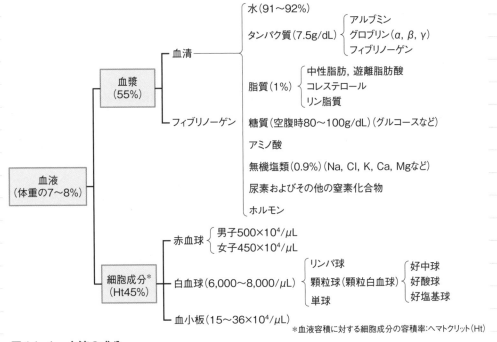

図11-1　血液の成分

2 血液・造血器の疾患①貧血

次の文章の空欄に、適切な語句を語句群から選び、記入しなさい。

語句群(重複使用可)：鉄欠乏、再生不良、溶血、小球、正球、赤血球、巨赤芽球、鉄、葉酸、酸素、
出血、感染、過形成、低形成、骨髄、臓器、蒼白、チアノーゼ、動悸、血圧低下

●小球性貧血(小球性低色素性貧血)は、平均赤血球容積・平均赤血球血色素濃度の低下を示す貧
血で、(①　　　　　　)性貧血が代表的な疾患となる。

●(②　　　　　　)性貧血は、胃潰瘍や癌などからの出血や月経過多などによる慢性出血および
低酸症や胃全摘術後にみられる(③　　　　　　)吸収の低下、妊娠などにみられる鉄需要量の増加、
食物中の鉄不足などによって引き起こされる。

●平均赤血球容積(MCV)・平均赤血球血色素濃度(MCHC)ともに正常範囲内にある貧血を
(④　　　　　)性貧血(正球性正色素性貧血)という。

●正球性(正色素性)貧血に含まれる貧血には以下のものがある。

・(⑤　　　　　　　)性貧血には、薬物や放射線照射、感染などが原因となるものと、原因
不明な特発性のものがある。骨髄は著明な(⑥　　　　　　)像を示し、血小板の減少による
(⑦　　　　　)傾向がみられる。

・溶血性貧血は、(⑧　　　　　　)自体の異常によるもの(遺伝性球状赤血球症、発作性夜間
血色素尿症など)と、それ以外に異常のあるもの(自己免疫性溶血性貧血、発作性寒冷血色素
尿症など)に分類される。

・急性出血にみられる貧血とは、(⑨　　　　　　)や血管の破裂による急性の大量出血による貧血
である。

●大球性貧血は、平均赤血球容積の上昇を示す貧血で、(⑩　　　　　　　)性貧血(悪性貧血)
に代表され、ビタミンB_{12}、(⑪　　　　　)欠乏や内因子の欠乏が原因となる。

●大球性貧血では、平均赤血球容積(MCV)・平均赤血球血色素濃度(MCHC)の上昇、巨大な顆
粒球や分葉球の過分葉、骨髄での(⑫　　　　　　)の出現、血中乳酸脱水酵素(LDH)の
増加がみられる。

●貧血の一般的症状は、皮膚・眼瞼粘膜などの(⑬　　　　　)、頻脈、めまい、(⑭　　　　　)、息
切れ、頭痛、耳鳴、心雑音などである。

次の文章の空欄に、適切な語句を語句群から選び、記入しなさい。また、（ ）の適切な語句を選択しなさい。

> 語句群(重複使用可)：ベンス・ジョーンズ、フィラデルフィア、アウエル、形質、骨髄、脾臓、
> 膵臓、肝臓、リンパ、顆粒、骨髄、単芽、赤芽、巨赤芽、巨核芽、発熱、血栓形成、
> 出血傾向、吐気、脱毛、寛解、DIC、GVHD、グロブリン、ステロイド

● 急性骨髄芽球性白血病は、芽球の種類によって低分化型（M１）と分化型（M２）に分けられる。
芽球内に（① 　　　　　　　　）小体を認める。

● 急性前骨髄球性白血病（M３）は、顆粒の目立つ細胞からなる。（② 　　　　　　　）（播種性血管内凝
固症候群）の合併がしばしば認められる。（③ 　　　　　　　　　）小体を認める。

● 急性骨髄単球性白血病（M４）は、（④ 　　　　）球系と単球系への分化を示す細胞の異常増殖か
らなる。

● 急性単球白血病（M５）は、骨髄中の（⑤ 　　　　）球や前単球の増殖を示す。

● 赤白血病（M６）は、骨髄中に異型性を示す（⑥ 　　　　）球が半数以上を占める。

● 急性骨髄巨核球性白血病（M７）は、骨髄中に核小体が明瞭で多彩な形態を示す（⑦ 　　　　　　　）
球の増殖をきたしたものである。

● 急性（⑧ 　　　　）芽球性白血病（L１、L２）の多くは小児や若年層に発生する白血病であ
る。Bリンパ芽球性とTリンパ芽球性に分類される。

● 慢性骨髄性白血病は、（⑨ 　　　　）球系の異常増殖を示す疾患で、（⑩ 　　　　）や脾臓の腫大
をみることがある。染色体分析によって、（⑪ 　　　　　　　　　　　）染色体が検出される。

● 慢性リンパ性白血病は、比較的（⑫**若年者　　　高齢者**）に多く発生する。全身のリンパ節の腫脹
をみることがある。

白血病の症状と治療

● 白血病の症状は、（⑬ 　　　　）、（⑭ 　　　　　）（紫斑、歯肉出血など）、全身倦怠感、
皮膚・粘膜の貧血様変化、骨・関節痛・神経症状などである。

● 急性白血病の治療では、薬物投与による（⑮ 　　　　）導入と寛解後の維持が基本となる。主に
代謝拮抗剤、抗生物質、ステロイドホルモンなどを投与する。

● 慢性白血病の治療では、アルキル化剤、（⑯ 　　　　　　　　　　　）ホルモンの併用を行なう。
慢性骨髄性白血病では分子標的薬治療も行われている。

多発性骨髄腫

● 多発性骨髄腫は骨髄内、まれに骨髄外での（⑰ 　　　　）細胞の腫瘍性増殖による疾患である。

● 多発性骨髄腫の検査所見では、貧血および塗抹標本での赤血球の連銭形成、骨髄像では異型を
示す形質細胞の増加、血沈亢進、血清中に単クローン性免疫グロブリン（Mタンパク）の増加、

Chapter
11

血液・造血器系の疾患

尿中（⑱　　　　　　　　　　）タンパクなどが証明される。

4　血液・造血器の疾患③血友病、紫斑病

次の文章の空欄に、適切な語句を語句群から選び、記入しなさい。

> 語句群：Ⅷ、Ⅸ、Ⅹ、常染色体劣性、伴性劣性、紫斑、血腫、血管、特発性、原発性、続発性、
> アレルギー

● 血友病Aは、凝固因子のうちの第（①　　　　　　　）因子活性の欠乏による異常であり、関節内・皮下・筋肉内・尿路・消化管などに出血がみられる。（②　　　　　　　　　）遺伝（X連鎖性劣性遺伝）を示す。

● 血友病Bは、第（③　　　　　　）因子活性の欠乏による血液凝固異常を示す疾患であり、血友病Aと同様の遺伝形式をとる。

● 紫斑病は皮下出血による（④　　　　　　）を主症状とする疾患群である。

● 自己抗体産生による血小板の減少を示すものを（⑤　　　　　　　）血小板減少性紫斑病という。

● 薬剤、癌の骨髄転移、白血病その他による血小板の減少を示すものを（⑥　　　　　　　）血小板減少性紫斑病という。

● シェーンライン・ヘノッホ紫斑病ともよばれる（⑦　　　　　　　　）性紫斑病は小児期に多くみられ、紫斑・腹痛などの腹部症状や関節痛および腎症状を示す。

5　リンパ系の疾患

次の文章の空欄に、適切な語句を語句群から選び、記入しなさい。

> 語句群（重複使用可）：ホジキン、非ホジキン、バーキット、多核、脱核、B、T、びまん、浸潤、
> 関節、リンパ節、心、肝

● 悪性リンパ腫の多くは、リンパ節内の構成細胞の異常増殖によるものである。その他の臓器にもリンパ系の異常細胞の増殖をみる。ホジキンリンパ腫と非ホジキンリンパ腫に大別される。

● （①　　　　　　　）リンパ腫では、核小体の目立つ①細胞およびの核の鏡面像を呈する（②　　　　　　）細胞の出現（リード・シュテルンベルグ細胞）が特徴的である。

● （③　　　　　　）リンパ腫は細胞の起源として、B細胞性とT細胞性に大別され、増殖形態から（④　　　　　）細胞性は（⑤　　　　　　）性リンパ腫と濾胞性リンパ腫とに大別される。

● 発生頻度は、（⑥　　　　　）細胞性、（⑦　　　　　　）細胞性、ホジキンリンパ腫の順に多い。

● 悪性リンパ腫の症状は、（⑧　　　　　　　）腫脹、（⑨　　　　　　　）腫大・脾腫、食欲不振、発熱、貧血症状などである。

Chapter 12 腎・泌尿器系の疾患

1 腎・泌尿器の構造

次の文章の空欄に、適切な語句を語句群から選び、記入しなさい。また、（　）の適切な語句を選択しなさい。

> 語句群：ヘンレ、ネフロン、ボウマン嚢、腎門、腎盂、腎杯、膀胱、尿細管、尿管、尿道、集合管、実質、皮質、髄質、扁平上皮、移行上皮

● 腎臓は脊椎の両側にあり、後腹壁に位置し、第12胸椎から第3腰椎の高さにある。右腎臓より左腎臓の位置がわずかに（① **高い**　　**低い**　）。重量は120〜150gであり、大きさはおよそ11×5×2.5cmである（**図12-1**）。

● 腎臓は（②　　　　　）、（③　　　　　）、（④　　　　　）に大きく分けられ、中央部には血管（腎動脈・腎静脈）や神経、尿管が出入りする（⑤　　　　　）とよばれる小さな弯入部がある（**図12-2**）。

● 腎臓は、糸球体や尿細管と血管などを含む間質からなる。糸球体とこれに続く尿細管を腎単位（⑥　　　　　　　　　）とよび、1個の腎臓で約100万〜200万個存在するといわれている。

● 糸球体は腎臓の皮質部にあり、尿細管は糸球体に続いて近位尿細管→（⑦　　　　　　）のループ→遠位尿細管となり、これが集まって（⑧　　　　　）となる（**図12-3**）。

● 尿管とは左右の腎臓と膀胱を結ぶ口径4〜7mmの管であり、長さは約28〜30cmである。尿管は腎門部を出た後、後腹膜下を膀胱に向かって下行する。

● 膀胱は、一時的に尿をためる袋状の構造を呈し、男性では直腸の前方、女性では子宮と腟の前方に位置する。膀胱壁は粘膜、筋層、漿膜（外膜）からなる。

● 尿道は、男性では15〜20cm、女性では3〜4cmである。

● 尿の生成は腎臓で行われるが、尿路系とは尿管、（⑨　　　　　　）を通って（⑩　　　　　　）に運ばれる尿の流れる道筋である。

● 尿管と膀胱の粘膜は、（⑪　　　　　　　　　　）（尿路上皮）からなる。

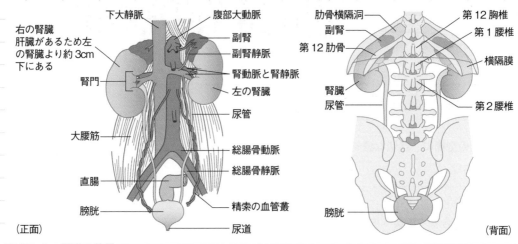

図12-1 腎臓の位置

（正面）

右の腎臓
肝臓があるため左
の腎臓より約3cm
下にある

下大静脈
腹部大動脈
副腎
副腎静脈
腎動脈と腎静脈
左の腎臓
尿管
腎門
大腰筋
総腸骨動脈
総腸骨静脈
直腸
精索の血管叢
膀胱
尿道

（背面）

肋骨横隔洞
副腎
第12肋骨
腎臓
尿管
第12胸椎
第1腰椎
横隔膜
第2腰椎
膀胱

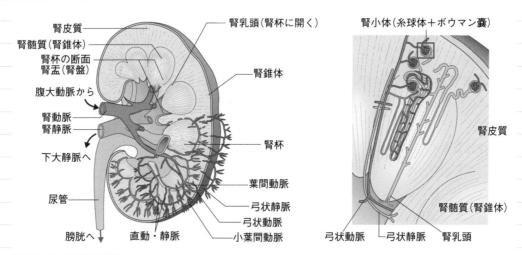

図12-2 腎臓の構造

腎皮質
腎髄質（腎錐体）
腎杯の断面
腎盂（腎盤）
腹大動脈から
腎動脈
腎静脈
下大静脈へ
尿管
膀胱へ
腎乳頭（腎杯に開く）
腎錐体
腎杯
葉間動脈
弓状静脈
弓状動脈
直動・静脈
小葉間動脈

腎小体（糸球体＋ボウマン嚢）
腎皮質
腎髄質（腎錐体）
弓状動脈
弓状静脈
腎乳頭

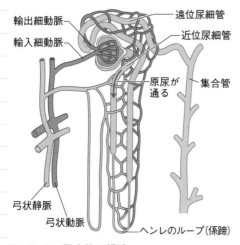

図12-3 腎小体の構造

輸出細動脈
輸入細動脈
遠位尿細管
近位尿細管
原尿が
通る
集合管
弓状静脈
弓状動脈
ヘンレのループ（係蹄）

2 腎臓の疾患①腎奇形と炎症性疾患

次の文章の空欄に、適切な語句を語句群から選び、記入しなさい。

語句群：ループス、ウィルムス、グッドパスチャー、メサンギウム、馬蹄、膀胱炎、急性糸球体、
腎不全、大腸、β溶血性レンサ球、IgA、嚢胞、腎盂、腎杯、尿細管、上行、血行、
リンパ行、血尿、タンパク尿、高血糖、脂質異常、浮腫、高血圧、低タンパク、常染
色体、伴性

腎奇形

●腎の形態異常（癒合異常）では、（①　　　　　）腎が代表的な疾患である。

●（②　　　　　）腎は成人型と幼児型とに分けられ、成人型は（③　　　　　）優性遺伝を示
し、成人で発生する。幼児型では常染色体劣性遺伝を示す。まれな疾患である。

炎症性疾患

●（④　　　　　）腎炎は、先行する上気道炎感染の1～3週間後に発症し、血尿やタ
ンパク尿、（⑤　　　　　）、高血圧などの症状を呈する。（⑥　　　　　）菌が起炎菌
となる。

●（⑦　　　　　）腎症とは、血清IgAの上昇やIgAの糸球体への沈着（主にメサンギウム領域）を示
す疾患である。（⑧　　　　　）が最も多くみられ、タンパク尿も認められる。

●全身性エリテマトーデス（SLE）にみられる糸球体腎炎を（⑨　　　　　）腎炎という。

●（⑩　　　　　）症候群とは、腎出血と肺出血を主な症状とする病変であり、半
月体形成糸球体腎炎の形を示す炎症である。

●腎盂腎炎は、腎臓の実質および（⑪　　　　　）・（⑫　　　　　）にみられる感染性・炎症性の疾患
である。

●腎盂腎炎の感染経路は、尿路からの（⑬　　　　　）性感染、（⑭　　　　　）性感染、リンパ行性感
染などである（図12-4）。

●腎盂腎炎が慢性化すると（⑮　　　　　）へ移行する場合がある。

ネフローゼ症候群

●糸球体腎炎などにより（⑯　　　　　）（3.5g/日以上）、（⑰　　　　　）血症、
（⑱　　　　　）症（高脂血症）、浮腫などをみる症候群をネフローゼ症候群とよぶ。

●糸球体毛細血管基底膜の透過性の亢進→タンパクの漏出→タンパク尿→血清中のタンパク（と
くにアルブミン）の減少（低タンパク血症）→血漿膠質浸透圧の低下→浮腫

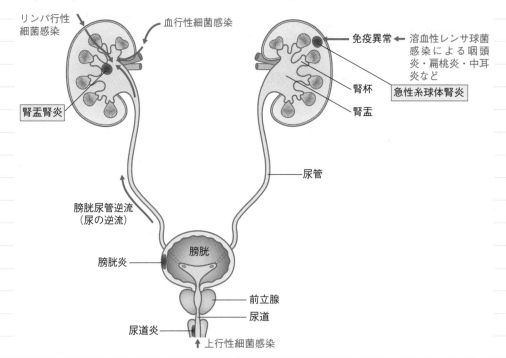

リンパ行性
細菌感染

血行性細菌感染

免疫異常 ← 溶血性レンサ球菌
感染による咽頭
炎・扁桃炎・中耳
炎など

急性糸球体腎炎

腎杯

腎盂

腎盂腎炎

尿管

膀胱尿管逆流
（尿の逆流）

膀胱炎

膀胱

前立腺

尿道

尿道炎

↑ 上行性細菌感染

図12-4　腎・泌尿器の炎症性疾患

3 ▶ 腎臓の疾患②腎機能障害、腎腫瘍

次の文章の空欄に、適切な語句を語句群から選び、記入しなさい。

> 語句群(重複使用可)：腎、腎皮質、腎細胞、腎盂、腎杯、腎門、腎性、腎前性、腎後性、急性、
> 慢性、ウィルムス、シュニッツラー、アミロイド、コレステロール、尿酸、代謝、
> 糖尿病、感染、播種、血行、リンパ行、腺、扁平上皮、移行上皮

水腎症

●水腎症は尿路の通過障害による（①　　　　　）、（②　　　　　）の拡張であり、腎杯から外尿道口じんぱい
まで の機械的あるいは機能的な尿路の通過障害が原因となる。

●尿管の炎症性狭窄、尿路結石、骨盤内やその他近接する腫瘍による圧迫、前立腺肥大、妊娠にきょうさく　　　　　　　　　　　　　　　　　　　　　　　　　　　ひだい
よる尿管の圧迫、先天的な腎盂尿管移行部の通過障害などの病態がみられる。

●二次的な感染として、腎盂腎炎の合併をみることが多い。

代謝障害・その他全身性系統的疾患による腎障害

●（③　　　　　　　　）腎症とは、糖尿病性糸球体硬化症に代表される変化であり、結節性病変、滲
出性病変、びまん性病変に分けられる。糸球体のみならず、輸出・輸入細動脈のPAS染色陽
性物質(糖タンパク)の沈着による硬化を示す。

- （④　　　　　　　　　　）腎とは、全身性アミロイドーシスの一部として、腎臓にアミロイド沈着がみられる。
- 痛風腎(痛風性腎症)は、（⑤　　　　　　）の（⑥　　　　　　）障害による血中の尿酸値上昇に伴い、腎臓に尿酸塩結晶の沈着が起こり、（⑦　　　　　　）障害を生ずる。

腎不全

- 腎機能の低下や廃絶によって、体液の恒常性が保たれなくなる状態で、急性腎不全と慢性腎不全に分けられる。
- （⑧　　　　　　　　　　）による急性腎不全は、出血、ショック、敗血症などによる腎臓への循環血液量の減少によるものである。
- （⑨　　　　　　　）による急性腎不全は、急性尿細管壊死、急性糸球体腎炎、悪性腎硬化症、その他、腎臓自体の障害によるものである。
- （⑩　　　　　　　　）による急性腎不全は、尿路の閉塞によるものである。
- （⑪　　　　　　）腎不全は、糸球体腎炎、腎盂腎炎、囊胞腎、その他、糖尿病に代表される代謝異常による腎疾患などが原因となる。

腎腫瘍

- 腎臓に発生する癌は一般的には腎癌(腎細胞癌)に相当するが、その他に（⑫　　　　　　）癌もある（図12-5）。
- 血尿を初発症状とすることが多い（⑬　　　　　　　　）癌(グラヴィッツ腫瘍)は、その他に疼痛、赤血球増多症、高カルシウム血症などを生じる。肺や肝臓、骨などへの転移が多い。
- （⑭　　　　　　　　　）腫瘍は小児に好発し、6歳以下が90％を占める。また中胚葉性の腎芽細胞に由来する腫瘍であり、腎芽腫ともよばれ、（⑮　　　　　　）性転移を起こしやすい。
- 腎盂癌は、腎盂粘膜上皮由来の（⑯　　　　　　　　　　）癌(尿路上皮癌)の組織像を示す。

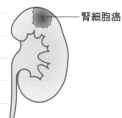
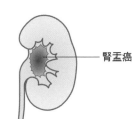
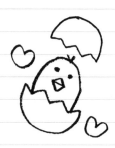

図12-5　腎腫瘍

4 下部尿路系の疾患

次の文章の空欄に、適切な語句を語句群から選び、記入しなさい。

> 語句群(重複使用可)：扁平上皮、移行上皮、小細胞、アニリン、クロロメチル、コレステロール、
> リン酸、尿酸、経尿道、血行、大腸、ブドウ球、糸球体腎炎、腎盂腎炎、腎髄質、
> 腎盂

尿路系の腫瘍

●尿管癌は大部分が(① _____)癌(尿路上皮癌)からなり、腎盂癌・膀胱癌と同様の乳頭状の増殖を示すことが多い。

●膀胱癌は、(② _____)などの化学物質や慢性炎症、結石などが誘因となり、多くは(③ _____)癌(尿路上皮癌)である。尿管癌や膀胱癌は、男性に発症しやすい。

膀胱炎

●膀胱炎は(④ _____)性感染が多いが、(⑤ _____)からの下行性感染もみられる。結石症やカテーテル挿入、アレルギー、前立腺肥大、生理なども誘因となる。

●大腸菌や腸球菌、緑膿菌、ブドウ球菌などが原因菌となるが、なかでも(⑥ ____)菌による感染が多い。

尿路系の結石症

●尿路系の結石症は、(⑦ _____)塩、(⑧ _____)塩、シュウ酸塩などから構成される結石が多く、尿管結石ではしばしば激痛を生じる。また炎症や尿路の通過障害を伴うこともある(**図12-6**)。

●尿路系の結石は、腎結石〔多くは(⑨ _____)結石〕、尿管結石、膀胱結石がある(**図12-7**)。

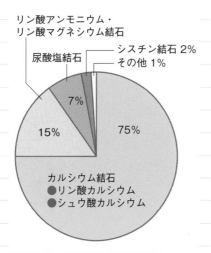

図12-6　尿路系の結石の原因

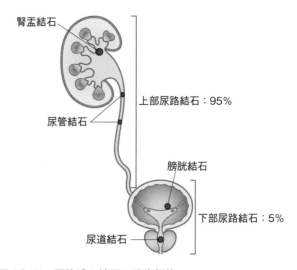

図12-7　尿路系の結石の発生部位

ちょっと難解!? 病理学の用語

問題 4 下線部分のひらがなを漢字に、漢字はその読みを書いてください（解答は別冊p.7）。

問題	解答	解説
① 食道裂孔	食道	食道が通るための横隔膜にある孔
② 噴門部	部	胃の入口
③ 幽門部	部	胃の出口
④ じゅうにし腸	腸	小腸の1区分で、胃に続く部分。胆管と膵管が開口、ファーター乳頭を形成する
⑤ かんこうへん		肝炎やその他の肝障害によって肝細胞の変性や壊死が生じ、肝細胞の結節状の再生と線維性結合組織の増生がみられた状態
⑥ 膵臓	臓	胃の後ろに位置する腹膜後器官。膵液を分泌する外分泌細胞と、ランゲルハンス島とよばれる内分泌細胞の集団がある。
⑦ こうえんき球	球	顆粒球の1つ。他には好中球、好酸球がある。好中球が最も数が多い
⑧ 顆粒球	球	白血球は、顆粒球と無顆粒球(リンパ球、単球・マクロファージ)に区別される
⑨ 骨髄		造血幹細胞の分化によって、赤血球や白血球、血小板のすべてが生じる場所
⑩ 紫斑		皮下出血による点状や斑状の皮膚にみられる紫色の出血痕
⑪ 寛解		症状が一時的に軽減したり、消えた状態。再発する危険性をふくむ
⑫ 脾腫		感染症やうっ血、悪性貧血、悪性リンパ腫などが原因で、脾臓が腫大した状態。
⑬ しきゅうたい		腎臓のろ過装置。腎臓皮質にあり、ボウマン嚢に包まれた毛細血管の塊。ボウマン嚢と一緒に腎小体を構成する
⑭ 腎盂		腎臓と尿管の接続部。尿は集合管を経て、腎杯に注ぎ、やがて漏斗状の腎盂に集まり、腎門から尿管に移動する
⑮ げんにょう		タンパク質以外の血漿成分が腎小体でろ過された尿。1日に約150Lが産生される
⑯ 膀胱		一時的に尿をためる袋状の構造。男性では直腸の前方、女性では子宮と腟の前方に位置する
⑰ ぜんりつ腺	腺	膀胱の下に位置する器官。乳白色の分泌物は精子の運動を促進させる。尿道と射精管が貫く
⑱ 馬蹄腎	腎	腎臓の形態異常(癒合異常)で、腎臓の下の部分で両側の腎臓が癒合し、馬蹄形を呈するもの
⑲ つうふう腎	腎	尿酸の代謝障害による血中の尿酸値の上昇に伴い、腎臓に尿酸塩の結晶の沈着が起こり、腎障害をきたすもの
⑳ 腎盂けっせき	腎盂	リン酸塩や尿酸塩、硝酸塩などから構成される。尿路系では腎盂や尿管、膀胱、尿道に生じるが、その多くが腎盂、尿管に発生

Chapter 13 生殖器系の疾患

1 生殖器の構造

次の文章の空欄に、適切な語句を語句群から選び、記入しなさい。

> 語句群：子宮頸、子宮底、子宮体、外子宮口、子宮広間、卵管采、腟部、外陰、精巣、内膜、
> 漿膜、扁平、移行、円柱、平滑筋、バルトリン、ライディッヒ

女性生殖器

●子宮は骨盤の中央にあり、膀胱と直腸との間に位置している。長さは約7〜8cmのナスビ形をした臓器である（**図13-1**、**図13-2**）。子宮は、（①　　　　　）部と（②　　　　　）部に大きく分かれる。

●子宮体部：子宮の多くの部分を占め、厚い筋層（平滑筋層）を有する。粘膜は（③　　　　　）とよばれる腺組織からなり、月経周期によって、増殖期〜分泌期〜月経期と変化する。また上前端を（④　　　　　）部とよんでいる。

●子宮頸部：腟に続く子宮の下方の細い部分であり、腟腔に面する部分を腟部とよぶ。頸部の内腔には頸管とよばれる細い腔があり、頸管腺という腺組織がみられ、（⑤　　　　　）上皮でおおわれている。また腟部の多くは（⑥　　　　　）上皮でおおわれている。

●卵巣は、骨盤の上外側壁に接する左右一対の臓器であり、最大往3〜4cmでやや扁平・長楕円形を呈する。卵巣間膜におおわれた形で固定され、これが（⑦　　　　　）膜へと移行する。また子宮との間には固有卵巣索がある。卵巣は皮質と髄質に分かれ、卵胞、黄体、白体などを含む。

●卵管は長さ11cm、左右一対の管で、子宮底部の外側端から続き、子宮に近い部分を峡部、中央を膨大部、卵巣に近い部分を漏斗とよび、最先端が（⑧　　　　　）となり広がっている。

乳腺

●乳腺とは、乳汁を分泌する腺組織であり、男性の乳腺は分泌能がみられない。乳腺葉は、15〜20本あり、これから導管（乳管）を出し、乳管洞を経て乳頭に開口する。

男性生殖器

●男性生殖器は、（⑨　　　　　）、精巣上体、精管、陰茎からなり、付属器官として精嚢、前立腺、尿道球腺からなる（**図13-3**）。

●精巣は陰嚢のなかにある一対の長円形の器管で線維性の膜に包まれている。内部には精細管が詰まっており、その間に少量の結合組織がみられる。このなかに男性ホルモンのテストステロンを分泌する間質細胞〔（⑩　　　　　　　細胞）〕が小集団を形成する。

●精巣上体は、精巣を上方から後方へと巻いている細長い器管である。精巣は精巣上体の尾のと

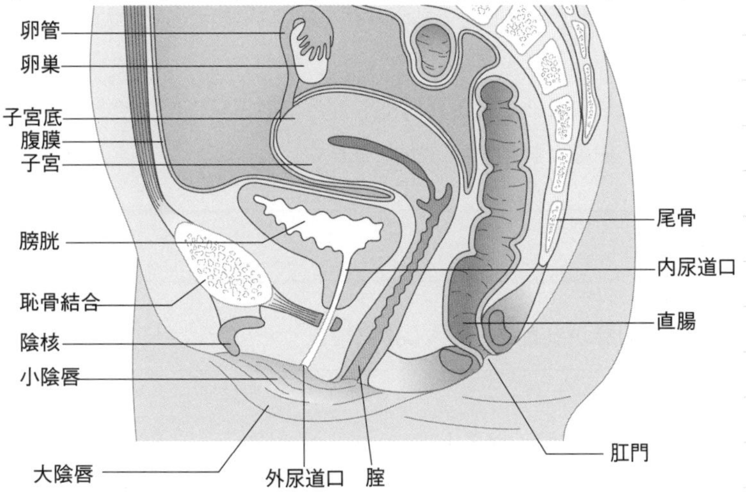

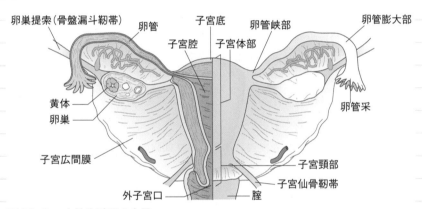

図13-1　女性の泌尿生殖器(矢状面)

卵管
卵巣
子宮底
腹膜
子宮
膀胱
恥骨結合
陰核
小陰唇
大陰唇
外尿道口　腟
尾骨
内尿道口
直腸
肛門

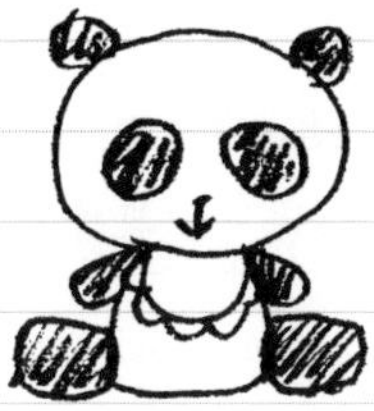

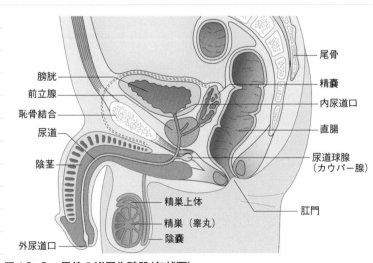

図13-2　女性生殖器の全景

卵巣提索(骨盤漏斗靭帯)
卵管
子宮底
子宮腔
子宮体部
卵管峡部
卵管膨大部
黄体
卵巣
子宮広間膜
外子宮口
腟
卵管采
子宮頸部
子宮仙骨靭帯

図13-3　男性の泌尿生殖器(矢状面)

膀胱
前立腺
恥骨結合
尿道
陰茎
外尿道口
精巣上体
精巣 (睾丸)
陰嚢
尾骨
精嚢
内尿道口
直腸
尿道球腺
(カウパー腺)
肛門

ころで精巣上体管に連続する。精嚢は膀胱の後下面で精管に注ぐ細長い蛇行する袋状の器官で、射精管に開口する。

●前立腺は、膀胱の下面に位置し、尿道によって上下に貫通される栗の実状の器官である。精子に栄養を与える分泌液を産生する。尿道と射精管が前立腺を貫く。

2 外陰・腟の疾患

次の文章の空欄に、適切な語句を語句群から選び、記入しなさい。

語句群：カンジダ、ヒトパピローマ、尖圭コンジローマ、バルトリン、パジェット、乳房外パジェット、乳頭、乳腺、腺、扁平上皮

●外陰・腟の炎症には、ヘルペス、トリコモナス、（①　　　　　　　　　）、スピロヘータ、その他の細菌による炎症がある。

●（②　　　　　　　　　　　　　）は、ヒトパピローマ（乳頭腫）ウイルス（HPV）感染により外陰・腟・会陰部などに、疣贅状（ゆうぜい）に増殖する腫瘤を形成する。

●炎症などによる導管閉塞で生じるバルトリン腺由来の囊胞を（③　　　　　　　　　）腺囊胞という。

●扁平上皮の乳頭状増殖をきたす良性腫瘍を（④　　　　）腫という。

●外陰癌は、（⑤　　　　　　　　）癌が多くを占める。

●（⑥　　　　　　　　）病は、乳頭や乳輪の表皮内にみられる癌細胞の出現であり、乳管癌細胞の表皮内進展による疾患である。

●（⑦　　　　　　　　　　　）病とは、乳房以外にみられる皮膚付属腺由来の腺癌の表皮内への進展をしたもので、大型でPAS染色陽性像を呈する癌細胞の出現を特徴とする。

3 子宮の疾患

次の文章の空欄に、適切な語句を語句群から選び、記入しなさい。

語句群（重複使用可）：AFP、CEA、SCC、hCG、CA125、30～40、50～60、真性、仮性、異型、双角、頸管、内膜、子宮内膜、内子宮内膜、外子宮内膜、異型上皮、絨毛、存続絨毛、類上皮腫、胞状奇胎、扁平上皮、腺、子宮、子宮筋、子宮頸、子宮体、流産、血腫、チョコレート、ブレンネル、エストロゲン、プロゲステロン

先天異常と炎症性疾患

●子宮の先天異常には、ミュラー管の癒合（ゆうごう）不全による（①　　　　）子宮と中隔子宮がある。

●子宮頸部びらんは（②　　　　）びらんと（③　　　　）びらん（偽びらん）の2つに分かれる。

●頸管腺の分泌亢進やリンパ球・好中球浸潤（しんじゅん）がみられる炎症を（④　　　　　　）炎という。

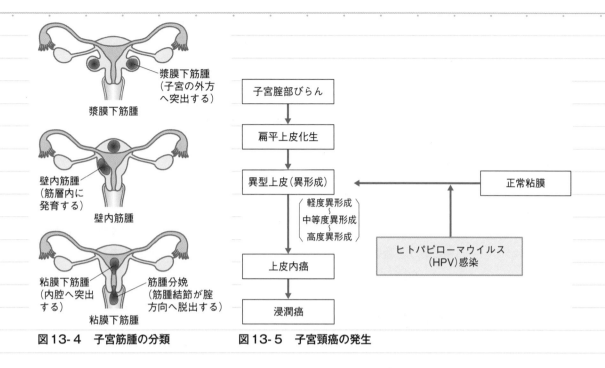

漿膜下筋腫
（子宮の外方
へ突出する）

漿膜下筋腫

壁内筋腫
（筋層内に
発育する）

壁内筋腫

粘膜下筋腫
（内腔へ突出
する）

筋腫分娩
（筋腫結節が腔
方向へ脱出する）

粘膜下筋腫

図13-4　子宮筋腫の分類

子宮腟部びらん

↓

扁平上皮化生

↓

異型上皮（異形成）

（軽度異形成
～
中等度異形成
～
高度異形成）

↓

上皮内癌

↓

浸潤癌

正常粘膜

ヒトパピローマウイルス
（HPV）感染

図13-5　子宮頸癌の発生

● 分娩や（⑤　　　　　　）、人工妊娠中絶、性交渉、子宮内異物挿入（IUD装着）によって生じる子宮
内膜の炎症を（⑥　　　　　　）炎という。

増殖性疾患と良性腫瘍

● 子宮内膜増殖症は、卵巣から分泌される（⑥　　　　　　　　　　　　）の過剰状態によって起
こる、子宮内膜の異常増殖をきたす疾患である。

● （⑦　　　　　　）症は、内膜腺や内膜の間質細胞が子宮内膜以外の組織内にみられる状態
であり、疾患の進展により骨盤内臓器の癒着をきたすことがある。

● （⑧　　　　　　　　）症は、子宮腺筋症とよばれ、子宮筋層内に内膜腺や内膜間質細胞が
認められる。

● 子宮以外の臓器内に内膜腺や間質細胞が認められる疾患を（⑨　　　　　　　　）症とい
う。主に卵巣にみられ、出血性嚢胞〔（⑩　　　　　　　　　）嚢胞〕を形成する。

● （⑪　　　　　　）腫は、子宮に発生する良性腫瘍のうち最も頻度が高い。30歳以上の女性の
20～30％にみられる（**図13-4**）。

子宮癌

● （⑫　　　　　　　　）の増殖を示す状態を異形成とよび、軽度・中等度・高度異形成に大きく
分類される。とくに高度異形成では（⑬　　　　　　）癌へ移行する可能性が高い。

● 子宮頸癌は全子宮癌の80～85％を占め、ほぼ90％が（⑭　　　　　　　　）癌である（**図13-
5**）ヒトパピローマウイルス（HPV、とくにHPV-16型とHPV-18型）との関連が強い。。

● 子宮頸癌の診断では、（⑮　　　　　　）鏡や内診、細胞診、組織診や血中腫瘍マーカーとして

Chapter
13

生殖器系の疾患

（⑯　　　　　　）などの検査がある。HPV感染の有無も有用である。

●子宮体癌は、子宮癌全体15〜20％を占め（最近増加傾向あり）、（⑰　　　　　）癌が多い。
（⑱　　　〜　　　　　　）歳台に多く発症する。また、無経産婦や肥満との関連、エストロゲン
の過剰などが原因と考えられている。

●子宮体癌の診断では、子宮鏡、内診、細胞診、組織診、血中腫瘍マーカー測定として、
（⑲　　　　　）、（⑳　　　　　　）の検査が行われる。

絨毛性疾患

●絨毛の肉眼上 2 mm径以上の嚢胞状拡大と血中hCG高値を示すものを（㉑　　　　　　　　）と
よぶ。

●胞状奇胎後、流産、子宮外妊娠あるいは正常分娩後にも発生することがある。まれな悪性腫瘍
を（㉒　　　　　）癌という。腫瘍マーカーとして（㉓　　　　　）の測定が有用である。

●（㉔　　　　　　　）症は、子宮筋層などに絨毛や奇胎の存続を示すものである。

4　卵巣の疾患

次の文章の空欄に、適切な語句を語句群から選び、記入しなさい。

語句群：線維、嚢胞、類皮、皮様、胎児、絨毛、hCG、CEA、PSA、CA125

●良性の嚢胞性腫瘍には、（①　　　　　）腺腫（漿液性・粘液性）、（②　　　　　）嚢腫などが、悪性
の嚢胞性腫瘍には嚢胞腺癌（漿液性・粘液性）、類内膜癌などが含まれる。

●良性の充実性腫瘍には（③　　　　　）腫、ブレンネル腫瘍、莢膜細胞腫などが、悪性の充実性腫
瘍には（④　　　　）性癌、転移性腫瘍が含まれる。

●卵巣腫瘍の診断で使われる血中腫瘍マーカーには（⑤　　　　　　）、（⑥　　　　　　）、CA19-9など
がある。

5　卵管の疾患

次の文章の空欄に、適切な語句を語句群から選び、記入しなさい。

語句群：正常、異常、破裂、子宮外、卵管峡部、卵管膨大、腺、扁平上皮

●（①　　　　　　）妊娠の98％が卵管妊娠で、このうち約70％が（②　　　　　　　）部にみ
られる。

●卵管癌は、（③　　　　　）癌からなる。発生頻度は子宮癌と比べはるかに低い。

6 ▶ 乳腺の疾患

次の文章の空欄に、適切な語句を語句群から選び、記入しなさい。

語句群：乳管、乳腺、乳頭、腺管形成、乳腺葉状、充実、線維腺、硬性、軟性、腺、移行上皮、
扁平上皮、化膿、壊死、うっ滞、上内側、上外側、20、30、40、50

● （①　　　　　）症は、病理組織学的には腺症あるいは小葉増殖症、囊胞症、上皮のアポクリン化
生などを生じる疾患である。好発年齢は（②　　　　　）歳台後半から（③　　　　　）歳台である。

● 境界明瞭な腫瘤である（④　　　　　　　　）腫は、乳管と線維の増殖がみられる良性腫瘍である。

● 乳癌は、主に乳腺導管（乳管）上皮に由来する悪性腫瘍で、（⑤　　　　　）癌（乳管癌）の形態を示
すものがほとんどである。（⑥　　　　　　　　）型、（⑦　　　　　　　　）型、（⑧　　　　　）型
の組織型に分けられる。特殊な乳癌としては小葉癌などがある。

● 乳癌は、乳腺（乳房）の（⑨　　　　　　　　）区域に好発する。

● （⑩　　　　　　　　）腫瘍は、乳腺間質と乳管上皮の増生からなり、良性腫瘍である場合が多
いが、境界病変や悪性葉状腫瘍もみられる。

● 乳腺炎には、（⑪　　　　　）性乳腺炎と（⑫　　　　　）性乳腺炎がある。

7 ▶ 男性生殖器および類縁疾患

次の文章の空欄に、適切な語句を語句群から選び、記入しなさい。

語句群（重複使用可）：急性、慢性、過形成、異型性、性器ヘルペス、尖圭コンジローマ、
セミノーマ、グリオーマ、AFP、CEA、PSA、hCG、陰囊、陰茎、前立腺、排尿、
勃起、腺、扁平上皮、肺転移、骨転移

睾丸（精巣）腫瘍

● 睾丸（精巣）腫瘍の診断で使われる血中腫瘍マーカーは（①　　　　　）、（②　　　　　）である。

● 精上皮腫（③　　　　　　　　）が最も多く、その他、胎児性癌、絨毛癌、奇形腫およびこれら
の混合型がある。

陰茎腫瘍

● （④　　　　　　　　　　）は、性感染症の一種と考えられ、亀頭・包皮・外尿道口に小腫瘤を
生ずる疾患である。ヒトパピローマ（乳頭腫）ウイルス（HPV）の感染による。治療として電気
焼灼や切除を行う。

● （⑤　　　　　　）癌は包茎が存在している場合が多く、亀頭包皮部に好発し、扁平上皮癌を示す。

前立腺疾患

● （⑥　　　　　　）前立腺炎では好中球、リンパ球浸潤がみられ、（⑦　　　　　　　）前立腺炎ではリンパ

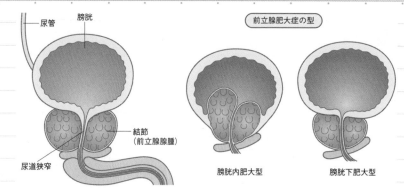

図13-6　前立腺肥大症

球、形質細胞などの浸潤がみられる。

●前立腺肥大症は、（⑧　　　　　　）組織の過形成や間質成分の（⑨　　　　　　　　）、および両者の混合を示すものがある。（⑩　　　　　　）障害を主症状とする（**図13-6**）。

前立腺癌

●前立腺癌は40歳以上に多く発症し、加齢に従って増加する。ほとんどが（⑪　　　　　　）癌の組織型を示す。一方、組織学的検査ではじめて診断される潜伏癌もみられる。

●前立腺癌の転移は骨や肺、リンパ節にみられ、転移症例の約70％に（⑫　　　　　　　　）が認められる。

●血中の腫瘍マーカーとしては前立腺特異抗原〔（⑬　　　　　　）〕の上昇をみる。

●前立腺癌は外側の辺縁領域に好発する。

読み書きできれば、病理学がもっと身近に！

ちょっと難解!? 病理学の用語

問題 **5** 下線部分のひらがなを漢字に、漢字はその読みを書いてください（解答は別冊p.7）。

問題	解答	解説
① 卵巣		骨盤の上外側壁に接する左右一対の臓器。皮質をと髄質に分かれ、卵胞、黄体、白体などを含む
② 卵管采		卵管の末端にあり、卵巣の表面をおおう漏斗状の構造物
③ 黄体		排卵のあとで成熟した卵胞が変化したもの。黄体からはプロゲステロンが放出される
④ 卵管膨大部	卵管　　　　部	卵管采に続く卵管の外側2/3の部分。この部分で受精が行われる
⑤ 子宮きんしゅ	子宮	子宮に発生する良性腫瘍のうち最も頻度が高く、30歳以上の女性の20～30％にみられる
⑥ いけいせい		上皮内の癌一歩手前の前癌状態をさし、異型の程度により軽度、中度、高度に分ける
⑦ 胞状奇胎		絨毛の肉眼上2mm径以上の嚢胞状拡大を示すもの
⑧ 絨毛癌	癌	胞状奇胎後、流産や子宮外妊娠あるは正常分娩後にも発症するまれな腫瘍
⑨ 莢膜細胞腫	細胞腫	卵巣腫瘍のうち生殖腺間質細胞に由来する良性腫瘍
⑩ 精巣		陰嚢のなかにある一対の長円形の器官で、線維性の膜に包まれている
⑪ せいさい管	管	精巣内部に詰まっており、テストステロンを分泌する間質細胞（ライディッヒ細胞）と集団を形成する
⑫ 睾丸腫瘍	腫瘍	精巣腫瘍のこと。青壮年期に好発し、精巣の無痛性腫大がみられる。精上皮腫（セミノーマ）が最も多い
⑬ かすいたい		頭蓋内にあって、トルコ鞍の上に乗るかたちで存在する小さな臓器。成長ホルモンやプロラクチン、抗利尿ホルモンを分泌する
⑭ ししょうかぶ		間脳を構成する一部で、体温調節や摂食、飲水、睡眠などの中枢があり、自律神経の最高中枢
⑮ こうじょう腺	腺	咽頭と気管との移行部の前外側を取り囲む臓器。右葉と左葉、峡部に分けられる
⑯ ひょうてき細胞	細胞	ホルモンの機能調節を受ける細胞
⑰ ねんえき水腫	水腫	成人型の甲状腺機能低下症。全身の代謝機能の低下が起こり、肉体的・精神的活動の遅延がみられる
⑱ 濾胞上皮細胞	上皮細胞	トリヨードサイロニン(T_3)、サイロキシン(T_4)を分泌する
⑲ 尿崩症	症	視床下部・下垂体後葉の異常による抗利尿ホルモンの分泌低下を示す疾患
⑳ 褐色細胞腫	細胞腫	成人に発生する副腎髄質腫瘍。アドレナリンやノルアドレナリンの過剰分泌による症状を呈する

Chapter
13

生殖器系の疾患

89

Chapter 14 内分泌系の疾患

1 主なホルモン産生臓器

次の文章の空欄に、適切な語句を語句群から選び、記入しなさい。

語句群：分泌、循環、成長、恒常性、フィードバック、小脳、視床下部、下垂体、甲状腺、
肝臓、副腎、黄体形成、抗利尿、カテコールアミン、グルカゴン、ガストリン、
トリヨードサイロニン、レニン、カルシトニン、パラソルモン、インスリン

●体内の（①　　　　　　　）維持（ホメオスタシス）に最も大きな役割を果たすのがホルモンであ
り、これらのホルモンは内分泌臓器で生成され血中に放出され、標的臓器内の細胞にある受容
体（レセプター）に到達し、ホルモン作用を示す。

●ホルモン分泌の調節にはさまざまな機構が関与するが、（②　　　　　　　）あるいはネ
ガティブ・フィードバック機構が主な分泌の調節に働く（図14-1）。

●主なホルモン産生臓器は（③　　　　　　　）、（④　　　　　　　）、（⑤　　　　　　　）、副甲
状腺、（⑥　　　　　　　）、膵臓、消化管がある。

●下垂体は、トルコ鞍の上に乗る形で存在する長円体状の小さな臓器であり、前葉および間葉か
らなる腺性下垂体と、後葉および漏斗部からなる神経下垂体に分かれる。

●下垂体から分泌される主なホルモンは以下のとおりである。

【下垂体前葉】	【下垂体後葉】
・副腎皮質刺激ホルモン（ACTH）	・（⑦　　　　　　　）ホルモン（ADH、
・（⑧　　　　　　）ホルモン（GH）	バソプレシン）
・プロラクチン（PRL）	・オキシトシン
・甲状腺刺激ホルモン（TSH）	【下垂体中葉】
・（⑨　　　　　　　）ホルモン（LH）	・メラニン細胞刺激ホルモン（MSH）
・卵胞刺激ホルモン（FSH）	

●甲状腺は、喉頭と気管との移行部の前外側を取り囲む臓器であり、右葉・左葉および中央部に
あたる峡部に分けられる。組織構造の特徴は多数のコロイド濾胞の集簇からなり、甲状腺ホル
モンを分泌する濾胞上皮細胞と、（⑩　　　　　　　　　　　）を分泌する傍濾胞細胞（C細胞）が
ある。

●甲状腺ホルモンは、（⑪　　　　　　　　　　　）（T_3）とサイロキシン（T_4）とがあり、
血中のタンパクと結合する形で存在するものと、遊離型（free T_3・free T_4）の形で存在するも
のがある。また甲状腺ホルモンの分泌には、下垂体－視床下部におけるフィードバック機構が
働いている。

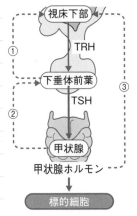
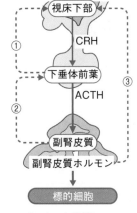

①TSH の分泌により
TRH は、②甲状腺ホ
ルモン(T3、T4)の分
泌により THS は、そ
れぞれ調節される。ま
た、③甲状腺ホルモン
の分泌により TRH の
分泌が調節される

①ACTH の分泌によ
り CRH は、②副腎皮
質ホルモンの分泌に
より ACTH は、それ
ぞれ調節される。また
、③副腎皮質ホルモン
の分泌により CRH の
分泌が調節される

図14-1　甲状腺と副腎皮質におけるネガティブ・フィードバック機構

●副甲状腺は、甲状腺背側・内側に上下２対ずつ計４個みられ、大きさは３〜７mm径、重量は20〜50mgである。(⑫　　　　　　　　　　　　　　)とよばれるホルモン分泌を行い、血清のカルシウムやリンの調節を行っている。

●副腎は、皮質と髄質に分かれる。皮質は球状帯(層)・束状帯(層)・網状帯(層)の３層に分かれ、それぞれコレステロールを素材とするステロイドホルモンの生合成を行っている。髄質はアドレナリン、ノルアドレナリンなどの(⑬　　　　　　　　　　　　　　)を産生・分泌し、発生学的には皮質と異なり、交感神経母細胞がその起源となる。

●膵臓には外分泌組織と内分泌組織が混在している。膵臓の内分泌組織はランゲルハンス島にみられ、以下の構成細胞がある。

・A細胞(α細胞)：(⑭　　　　　　　　　　　　　　)を分泌する。肝臓での解糖作用を示し、血糖上昇作用がある。

・B細胞(β細胞)：(⑮　　　　　　　　　　　　　　)を分泌する。主に肝臓での糖新生を促し血糖の低下を示す。

・D細胞(δ細胞)：ソマトスタチンを分泌する。成長ホルモン、インスリン、グルカゴンなどのホルモン分泌の調整(分泌抑制)を行う。

・膵ランゲルハンス島を構成する細胞の多くはB細胞であり、次にA細胞が占め、D細胞は少数(数%)である。

2 ▶ 下垂体の疾患

次の文章の空欄に、適切な語句を語句群から選び、記入しなさい。また、（ ）の適切な語句を選択しなさい。

> 語句群(重複使用可)：四肢、顔面、骨端、成長、巨人、低身長、アジソン、クッシング、
> 　　　　　　　　　アンドロゲン、エストロゲン、視床下部、下垂体、下垂体前葉、下垂体後葉、甲状腺、
> 　　　　　　　　　副腎、抗利尿、排卵、乳汁

下垂体前葉機能亢進症

● 先端巨大症は（① 　　　　　）期以後に起こる成長ホルモンの過剰分泌によるもので、30〜40歳に好発する。（② 　　　　　）の部分肥大(とくに下顎、口唇、鼻の肥大)、（③ 　　　　　）末端部の肥大などがみられる。下垂体の好酸性細胞腺腫による成長ホルモンの過剰分泌が原因となる。

● 下垂体性巨人症は、成長期の（④ 　　　　　）線の閉鎖以前に起こる成長ホルモンの過剰分泌によるものであり、長管骨の長径の延長がみられ、（⑤ 　　　　　）症の状態を呈する。

● 慢性の副腎皮質ホルモン過剰症(とくに糖質コルチコイド)を（⑥ 　　　　　）症候群とよび、下垂体からの副腎皮質刺激ホルモン過剰分泌によるものを（⑦ 　　　　　）病(下垂体性クッシング症候群)とよぶ。

下垂体前葉機能低下症

● 下垂体性侏儒(下垂体性小人症)は、先天異常や視床下部での異常により、（⑧ 　　　　　）症状をきたす。

● シモンズ病(汎下垂体機能低下症)は、腫瘍による破壊などにより（⑨ 　　　　　）ホルモンの分泌低下が起こり、性腺や甲状腺、（⑩ 　　　　　）などの萎縮や機能低下をみる疾患である。

● シーハン症候群は、妊娠により肥大した（⑪ 　　　　　）が、分娩後の大量の出血によって、虚血性壊死をきたすことによる。（⑫ 　　　　　）の分泌停止、月経停止、低血圧、低血糖性昏睡などを生じる症候群である。

下垂体後葉ホルモン分泌異常

● 下垂体後葉ホルモンである（⑬ 　　　　　）ホルモン(ADH、バソプレシン)やオキシトシンは、（⑭ 　　　　　）の視索上核や室傍核で産生され、これらより伸びる神経軸索に沿って下垂体後葉に入り、神経終末より分泌される。

● 尿崩症は視床下部・下垂体後葉の異常による、（⑮ 　　　　　）ホルモン(ADH、バソプレシン)の分泌(⑯**増加　　低下**)を示すものである。

● 抗利尿ホルモン分泌異常症では、抗利尿ホルモンの分泌(⑰**増加　　低下**)による低ナトリウム血症、尿中ナトリウムの増加、食欲不振、脱力感、意識障害などがみられる。

甲状腺の疾患

次の文章の空欄に、適切な語句を語句群から選び、記入しなさい。また、（　）の適切な語句を選択しなさい。

> 語句群(重複使用可)：クレチン、クリーゼ、メルセブルグ、急性、慢性、亜急性、びまん性、結節性、感染性、地方病性、自己免疫、眼球突出、体重増加、濾胞、粘液、乳頭、髄様、甲状腺、副腎、腺、リンパ節、脳、肺、骨

甲状腺機能亢進症・低下症、甲状腺の炎症

●バセドウ病は、20〜30歳の女性に多く発症し、（①　　　　　　　　　）の3徴候として、頻脈、甲状腺腫、（②　　　　　　　　）がみられる。

●甲状腺ホルモンの分泌低下や代謝障害などによって生じる疾患を、甲状腺機能低下症という。主に先天性に生じる甲状腺機能低下症を（③　　　　　　　）病とよび、（④　　　　　）水腫は成人型の甲状腺機能低下症である。皮膚の乾燥や粘液様物質の沈着、骨格筋や心臓、消化管などにも粘液様物質の沈着がみられる。

●（⑤　　　　　　　）甲状腺炎は肉芽腫の形成を伴う炎症であり、異物型多核巨細胞や組織球、リンパ球浸潤をみる。

●橋本病ともよばれる慢性の炎症性疾患である橋本甲状腺炎は、（⑥　　　　　　　）疾患の1つと考えられている。

●甲状腺の腫大を示す疾患群である（⑦　　　　　　）腫は、腫瘍性疾患とそれ以外の病変とに大きく分けられる。

●甲状腺のびまん性腫大をきたす疾患である（⑧　　　　　　　）甲状腺腫は、実質性甲状腺腫、膠様甲状腺腫に分かれる。

●ヨード欠乏を示す地方に多く発生する甲状腺の腫大を（⑨　　　　　　　）甲状腺腫という。

●（⑩　　　　　　　）甲状腺腫は、腺腫様甲状腺腫ともよばれ、（⑪**男性　　女性**）に多く発生する疾患である。

甲状腺の腺腫

●良性腫瘍の多くは（⑫　　　　）腫であり、20〜50歳台に発生する。

●甲状腺の良性腫瘍には濾胞腺腫、好酸性腺腫、乳頭腺腫などがあるが、（⑬　　　　　）腺腫はまれで、多くは（⑭　　　　）腺腫である。

●（⑮　　　　　）癌は、甲状腺癌のなかで最も頻度の高い癌であり、甲状腺癌の60〜70％を占め、（⑯　　　　　　　　）への転移が多い。

●（⑰　　　　　）癌は、乳頭癌に次いで多い癌であり、女性に好発するが、乳頭癌より比較的高い年齢に多くみられる。しばしば（⑱　　　　　）や（⑲　　　　　）などへの転移をみる。

●傍濾胞細胞（C細胞）より発生する（⑳　　　　　）癌は、血清中にカルシトニンの上昇をみる。

4 副甲状腺の疾患

次の文章の空欄に、適切な語句を語句群から選び、記入しなさい。

語句群：鉄、カリウム、カルシウム、テタニー、クリーゼ、カルシトニン、パラソルモン、
多発性内分泌、甲状腺、副甲状腺、副腎、癌、腺腫、リンパ節、骨、脳、肺、肝臓

●副甲状腺の肥大や腫瘍による、副甲状腺ホルモン分泌の亢進を示す疾患を副甲状腺機能亢進症という。

●原発性副甲状腺機能亢進症では、（①　　　　　　　　　　　）の代謝異常を示す。

●続発性副甲状腺機能亢進症は、副甲状腺が二次的に刺激され、（②　　　　　　　　　　　）
（PTH）の分泌過剰が起こる。慢性腎不全症例でみられる。

●（③　　　　　　　　　　）機能低下症は、突発性副甲状腺機能低下症や、副甲状腺を誤って摘出した場合などにみられる。血清中のカルシウムの減少がみられ、（④　　　　　　　　）が生じる。

●副甲状腺過形成は、一次性過形成と二次性過形成とに分けられる。一次性過形成は腎不全など基礎疾患をもたない者に発生し、血中の副甲状腺ホルモンの増加を示す。また、内分泌臓器の腫瘍合併〔（⑤　　　　　　　　　　　）腫瘍：MEN〕をみることがある。二次性過形成は腎不全、多発性骨髄腫、癌の広範囲な（⑥　　　　　　　）転移などに続発して認められる。

●副甲状腺腫瘍には、腺腫と癌があるが、多くは（⑦　　　　　）である。

●副甲状腺癌は腺腫よりもやや大きく、（⑧　　　　　　　）や（⑨　　　　　　　）に転移することがある。

5 副腎の疾患

次の文章の空欄に、適切な語句を語句群から選び、記入しなさい。

語句群：糖質、鉱質、副腎性器、シップル、アジソン、アンドロゲン、アルドステロン、
エストロゲン、オキシトシン、クロム親和、満月様、褐色、乳頭腫、腺腫、癌、神経芽

●クッシング症候群は、（①　　　　　）コルチコイドの過剰分泌によって生じる疾患である。

●クッシング症候群の特徴的な症状は、（②　　　　　　　　）顔貌、肩の水牛様脂肪沈着、体幹部の肥満などである。

●原発性アルドステロン症は、（③　　　　　）コルチコイドの過剰分泌によって生じる疾患であり、腺腫によって生じるものが多い。

●（④　　　　　　　　　）症候群とは、副腎皮質の網状帯（層）から分泌される性ホルモンの過剰分泌によるもので、（⑤　　　　　　　　）の過剰分泌で男性化症状が、（⑥　　　　　　　　　）の過剰分泌で女性化症状がみられる。

●副腎皮質機能低下症では、（⑦　　　　　　　　）病とよばれる疾患が知られ、結核や自己免疫
　機序によるもの、血栓症、癌の転移などが原因となる副腎皮質ホルモン分泌低下症である。
●副腎皮質腫瘍には腺腫と癌があるが、大部分は（⑧　　　　　）である。
●乳児に発生する副腎髄質悪性腫瘍は、（⑨　　　　　　　）細胞腫である。
●（⑩　　　　　　）細胞腫は、成人に発生する副腎髄質腫瘍であり、（⑪　　　　　　　　　）性細
　胞より生じた腫瘍であり、アドレナリンやノルアドレナリンなどのカテコールアミンの過剰分
　泌による症状を呈する。多くは良性である。
●副腎髄質腫瘍では、血中・尿中のアドレナリンやノルアドレナリンの増加、尿中VMA（カテ
　コールアミンの代謝産物）の増加、耐糖能の低下、高コレステロール血症などを認める。

6　膵内分泌組織の疾患

次の文章の空欄に、適切な語句を語句群から選び、記入しなさい。

> 語句群：A（α）、B（β）、D（δ）、インスリン、グルカゴン、ソマトスタチン、インスリノーマ、
> 　　　ガストリノーマ

●インスリノーマは、膵島の（①　　　　　　）細胞由来の腫瘍である。（②　　　　　　　　　　）の
　分泌を行ない、低血糖発作をみることがある。1型糖尿病の一部（1A型）では、膵ランゲルハ
　ンス島内へのリンパ球浸潤を示す膵島炎がみられ、自己免疫疾患の一部と考えられている。2
　型糖尿病では、膵ランゲルハンス島内に硝子化が起こり、B細胞の減少を示す。
●グルカゴノーマは、膵島の（③　　　　　　）細胞由来の腫瘍であり、皮膚症状や血糖値の上昇をみ
　る。
●ゾリンジャー・エリソン症候群を呈する膵島腫瘍である（④　　　　　　　　　　）は、腫
　瘍からのガストリン過剰分泌によって、上部消化管の難治性潰瘍や下痢などがみられる。

内分泌系の疾患

15 脳・神経系の疾患

1 脳・神経系の構造

次の文章の空欄に、適切な語句を語句群から選び、記入しなさい。

語句群：間脳、脳梁、脊髄、軸索、樹状突起、中枢、末梢

- 脳は、大脳(大脳半球)、(①　　　　　　)(視床、視床下部)、脳幹(中脳、橋、延髄)、小脳に大きく分けられる(図15-1)。
- 神経細胞は、核を中心とする神経細胞体とそのまわりの(②　　　　　　)という突起と(③　　　　　　)(神経線維)からなり、1つの神経単位(ニューロン)である(図15-2)。
- 神経系は、脳および脊髄をつかさどる(④　　　　　　)神経系と脳神経(12対)と脊髄神経(31対)をつかさどる(⑤　　　　)神経系に大別される。
- 末梢神経系は機能的に体性神経系と自律神経系に分けられ、さらに自律神経系は交感神経と副交感神経に分けられる。

2 脳・神経系の先天異常

次の文章の空欄に、適切な語句を語句群から選び、記入しなさい。

語句群：染色体、神経細胞、脊髄、脊椎、髄液、脳梁、脳回、頭蓋癒合、無脳児、水頭、
エドワーズ、アーノルド・キアリ

- 脳・神経系の先天異常の原因としては、(①　　　　　　)異常によるものと、ウイルスや梅毒などによる感染がある。
- 頭蓋・脊椎破裂は、(②　　　　　　)(大脳組織の欠損)の合併をみる。(③　　　　)の部分的欠損(二分脊椎)では、髄膜瘤と脊髄髄膜瘤(髄膜組織が脊椎管の外に出て発育する)のいずれかをみる。
- (④　　　　)欠損は、左右の脳室の交通を示す。
- 先天性水頭症は、(⑤　　　　　　　　　)奇形とダンディ・ウォーカー奇形などがある。前者は小脳低形成や脊髄髄膜瘤の合併を認め、後者はマジャンディ孔やルスカ孔の閉鎖、髄膜瘤などの合併を認める。いずれも(⑥　　　　)の通過障害を伴う非交通性水頭症を示す。
- (⑦　　　　　)の異常は、脳皮質の形成異常であり、無脳回や厚脳回、小多脳回などがある。
- (⑧　　　　　　　)症は、頭蓋縫合が早期に骨性癒合するために起こる異常であり、短頭症や小頭症などがある。

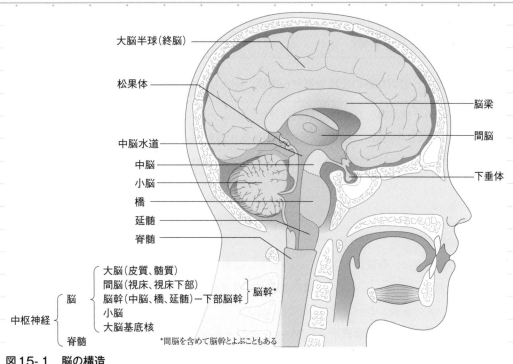

図 15- 1　脳の構造

中枢神経	脳	大脳（皮質、髄質）
		間脳（視床、視床下部）
		脳幹（中脳、橋、延髄）－下部脳幹
		小脳
		大脳基底核
	脊髄	

脳幹*

*間脳を含めて脳幹とよぶこともある

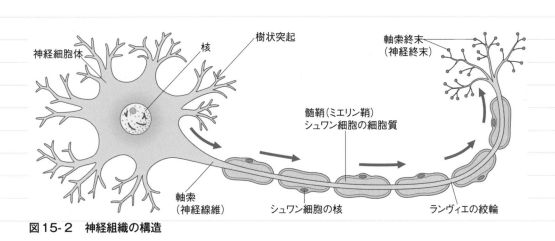

図 15- 2　神経組織の構造

```
末梢神経 ─┬─ 体性神経系 ─┬─ 運動神経（遠心性神経）
          │  (脳脊髄神経系)  └─ 知覚神経（求心性神経）
          │
          └─ 自律神経系 ─┬─ 交感神経（遠心性神経）
                         ├─ 副交感神経（遠心性神経）
                         └─（内臓の知覚神経、求心性神経）
```

図 15- 3　末梢神経

次の文章の空欄に、適切な語句を語句群から選び、記入しなさい。

> 語句群(重複使用可)：糖尿病、高血圧、脳動脈硬化、ショック、透明、血性、髄液、血液、
> 　　水分、頭蓋骨内板、硬膜、クモ膜、脳実質、脳動脈、脳静脈、脳底、架橋、終、
> 　　頭蓋内圧、一過性脳虚血、脳浮腫、前駆、随伴、融解、梗塞

脳出血

● 脳内出血は、原因別にみると、（① 　　　　　　　　　　）性出血が多くを占め、その他、動脈瘤の破裂、外傷、脳腫瘍などがある（**図15-4**）。

● 脳内出血の検査では、髄液は（② 　　　　　）あるいはキサントクロミーを示す。

● クモ膜下出血は、（③ 　　　　　　　　）瘤の破裂が主体を占める（70～80％）（**図15-5**）。その他に脳動静脈奇形の破綻が5～10％を占める。

● クモ膜下出血の検査では、髄液が強い（④ 　　　　　）を示す。

● 硬膜外血腫は、（⑤ 　　　　　）と（⑥ 　　　　　　　　　　）との間に血液が貯留する状態である。

● 硬膜下血腫とは、（⑦ 　　　　　）と（⑧ 　　　　　　）との間に血液が貯留する状態であり、急性硬膜下血腫と慢性硬膜下血腫に分けられる（**図15-6**）。

● 急性硬膜下血腫は、脳表の挫傷による（⑨ 　　　　　）静脈の損傷が主な出血源となる。

● 慢性硬膜下血腫は、外傷後のゆっくりとした経過で（⑩ 　　　　　）が貯留した状態であり、乳幼児を除くと50歳以上に多くみられる

脳梗塞

● 脳梗塞は、（⑪ 　　　　　　　　　　）症をもとにした脳血栓症、脳塞栓症が原因となる。

● 症状は、片麻痺、感覚障害、失語、失認などがある。（⑫ 　　　　　　　　　　　）発作（めまい、意識障害、構音障害など）が（⑬ 　　　　　）症状としてみられることが多い。脳にはそれぞれの部位がつかさどる機能があり、障害を受けた部位の機能が働かなくなる。

● 脳には脂質が多いので、脳梗塞では凝固壊死（タンパク凝固）を示さず、（⑭ 　　　　　）壊死となる。また、脳の動脈は（⑮ 　　　　　）動脈なので、くさび形の壊死を起こす（**図15-7**）。

脳浮腫

● 脳浮腫は、脳血管障害や外傷、腫瘍、炎症が原因となり、脳組織内の（⑯ 　　　　　）含有量が増加し、脳の腫脹をきたした状態である。（⑰ 　　　　　　　　　）亢進症状を合併し、脳ヘルニアや続発性脳幹出血・梗塞、急性水頭症などが現れる。

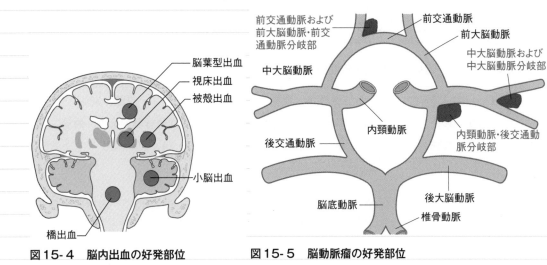

図15-4 脳内出血の好発部位

脳葉型出血
視床出血
被殻出血
小脳出血
橋出血

前交通動脈および前大脳動脈・前交通動脈分岐部
前交通動脈
前大脳動脈
中大脳動脈
中大脳動脈および中大脳動脈分岐部
内頸動脈
後交通動脈
内頸動脈・後交通動脈分岐部
脳底動脈
後大脳動脈
椎骨動脈

図15-5 脳動脈瘤の好発部位

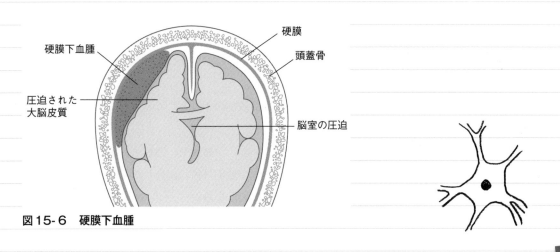

硬膜下血腫
硬膜
頭蓋骨
圧迫された大脳皮質
脳室の圧迫

図15-6 硬膜下血腫

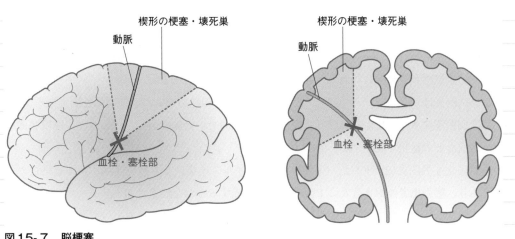

楔形の梗塞・壊死巣
動脈
血栓・塞栓部

楔形の梗塞・壊死巣
動脈
血栓・塞栓部

図15-7 脳梗塞

4 脳の炎症性疾患

次の文章の空欄に、適切な語句を語句群から選び、記入しなさい。

> 語句群(重複使用可)：続発性、血行性、転移性、遅発、慢、細菌、ウイルス、真菌、炎症、
> 　　　急性、粟粒、進行、弛緩、神経、脊髄前角、脊髄後角、急性脳脊髄、梅毒、麻疹、
> 　　　水痘、単純ヘルペス、プリオン、人格、蚊、ネズミ、2〜14、20〜60

髄膜炎

- 急性化膿性髄膜炎は、肺や心臓などの感染巣(かんせんそう)から(① 　　　　　　)に病原菌が髄膜(ずいまく)に伝わり、炎症を起こすものである。その他、中耳、副鼻腔などの炎症が波及する場合もある。髄膜炎菌、レンサ球菌、ブドウ球菌などが主な起因菌となる。

- (② 　　　　　　)性髄膜炎は、コクサッキーウイルス、エコーウイルス、ムンプスウイルス、ポリオウイルスなどが代表的な原因ウイルスとなる。髄液中のリンパ球増加がみられ、髄液中の糖やクロールは正常である。

- 免疫機能の低下状態でみられることがある(③ 　　　　)性髄膜炎は、クリプトコッカス、カンジダ、ムコールなどの感染がみられる(日和見感染(ひよりみ))。

- 結核性髄膜炎は、肺結核に続発した(④ 　　　　)結核症の1つとしてみられることがある。

脳炎

- 脳膿瘍は、肺や心臓などの感染巣からの(⑤ 　　　　　　)感染や、近接する臓器内の(⑥ 　　　　)(中耳炎、副鼻腔炎など)の波及、および頭部外傷に続発したものなどがある。黄色ブドウ球菌やレンサ球菌、大腸菌などが主な起因菌となる。

- 日本脳炎は、(⑦ 　　　　)によって媒介される(⑧ 　　　　　　)性脳炎であり、間脳・中脳を主体とする灰白質脳炎(かいはくしつ)を示す。

- ポリオ(急性灰白髄炎)は、ポリオウイルスの感染による(⑨ 　　　　)細胞の壊死が原因となる。発熱や髄膜刺激症状があり、感染後約2週間で四肢の(⑩ 　　　　)性麻痺が起こる。

- 狂犬病は、狂犬病ウイルス感染獣(イヌ・ネコ・キツネ・オオカミなど)からの咬傷(こうしょう)から発症する(⑪ 　　　　　　)炎である。(⑫ 　　　〜　　　)日の潜伏期間の後に、外界の刺激に対する過敏症状や全身けいれん、呼吸困難などの症状が起こる。

- ヘルペス脳炎は、(⑬ 　　　　　　　　)ウイルスの感染による急性壊死性脳炎を起こす。とくに側頭葉に多く変化がみられる。発疹後約2週間で、発熱や頭痛、けいれん、髄膜刺激症状、幻覚などの症状で発症する。

- 亜急性硬化性汎脳炎(SSPE)は、(⑭ 　　　　)ウイルス感染による遅発性ウイルス感染症の1つであり、感染患者の約4万人に1人の割合で発症するまれな疾患である。

- クロイツフェルト・ヤコブ病は、中枢神経系の遅発性ウイルス感染症の1つであると考えられていたが、現在では(⑮ 　　　　　　)タンパクが原因物質であると考えられている。多彩

な神経症状と認知症を示す初老期の亜急性進行性精神神経病である。

- 長い潜伏期間(数か月〜数年)を経て発病するウイルス感染症を(⑯　　　　)性ウイルス感染症という。亜急性硬化性汎脳炎などが知られている。

- 進行麻痺は、(⑰　　　　)梅毒の1つで梅毒感染後10〜20年の潜伏期の後に、認知症や錯乱、抑うつなどの症状にて発症する。その後、(⑱　　　　)荒廃などへと進むこともある。

- 脊髄癆、は(⑲　　　　)感染後5〜20年の潜伏期の後に、神経痛、運動失調、麻痺などの症状を呈する疾患であり、脊髄後索および末梢知覚神経線維の変性がみられる。

5　脳の変性疾患

次の文章の空欄に、適切な語句を語句群から選び、記入しなさい。

> 語句群：ドーパミン、レビー、パーキンソン、アルツハイマー、認知症、線条体、延髄、海馬、眼球、嚥下、呼吸筋、振戦、委縮、変性、筋硬直、寡動、運動、随意、不随意、優性、劣性、一次性、二次性、上位、下位

パーキンソン病

- パーキンソン病は、中脳黒質や青斑核のメラニン含有神経細胞の変性・脱落によって、黒質での(①　　　　　　　)の生成が減少し、黒質線状体ニューロンを経た線状体のドーパミン貯蓄が減少し、症状がみられるようになる。神経細胞に(②　　　　)小体とよばれる好酸性の封入体が認められることが多い。

- 中高年に発症する緩徐進行性の症状を呈し、以下の3大徴候がみられる。
  - ・(③　　　　　　)：鉛管現象や歯車現象とよばれる四肢の受動時の抵抗などの症状が現れる。
  - ・(④　　　　)：静止時にみられる粗く規則的なものである。
  - ・(⑤　　　　)：動作緩慢、動作開始や変換が困難になる症状である。

- その他に、仮面様顔貌、小刻み歩行、突進現象などがみられる。

- (⑥　　　　　　　)症候群とは、パーキンソン病以外の疾患でパーキンソン病と同様の症状を呈する疾患のことをよぶ。

アルツハイマー病

- アルツハイマー病は、初老期の(⑦　　　　　　)を示す代表的な疾患であり、進行性の器質性認知症を主症状とする。

- 病理学的変化としては、大脳の(⑧　　　　)が強く、(⑨　　　　)とよばれる部位以外にも神経細胞の消失、神経膠細胞の増殖、老人斑、アルツハイマー神経原線維変化などがみられる。

- 認知症は、脳に原発する変性疾患に基づく(⑩　　　　)認知症(アルツハイマー型認知症など)、(⑪　　　　)認知症(脳血管障害や頭部外傷、炎症、その他の全身疾患に基づく認知症)に大きく分けられる。

舞踏病

●ハンチントン舞踏病に代表される舞踏様の（⑫　　　　　　　）運動（顔面・上肢に始まり全身に及ぶ）をきたす疾患であり、（⑬　　　　　　）遺伝形式を示す。精神知能障害を伴う。病理学的には線状体の変性・萎縮を認める。

脊髄小脳変性症

●脊髄小脳変性症とは、脊髄や小脳に（⑭　　　　　）を示し、（⑮　　　　　）失調を主体とし、末梢神経障害なども含む場合がある。フリードライヒ失調症、オリーブ・橋・小脳萎縮症（OPCA）などがある。

筋萎縮性側索硬化症

●筋萎縮性側索硬化症（ALS）は、（⑯　　　　　）運動ニューロン（錐体路）と（⑰　　　　　）運動ニューロン（脊髄前角―運動神経）の両者の変性を示す、原因不明な疾患である。

●症状は小手筋における筋萎縮に始まり、手、腕、肩甲部などへと進行し、また線維束性れん縮を伴う。全身の筋萎縮へと進むが、（⑱　　　　　）運動は障害を示さない。

●腱反射（とくに下肢）の亢進や異常反射がみられる。末期では（⑲　　　　　）麻痺や肺炎を併発する。

6　脳の脱髄疾患

次の文章の空欄に、適切な語句を語句群から選び、記入しなさい。

語句群：延髄、脊髄、髄鞘、脱髄、梗塞

●脳の脱髄疾患とは、（①　　　　　）の障害（脱髄）を主体とする疾患群である。

●多発性硬化症は、中枢神経系の主に白質内に、（②　　　　　）巣が多発性に形成される疾患であり、30歳台に発症のピークがみられる。企図振戦、眼球振盪、知覚異常、運動失調などがみられる。

7 脳腫瘍

次の文章の空欄に、適切な語句を語句群から選び、記入しなさい。

語句群(重複使用可)：神経膠、髄膜、髄芽、神経鞘、脊髄、延髄、大脳、中脳、小脳、頭蓋内圧、
脳浮腫、Ⅷ、Ⅸ

●脳腫瘍は、神経膠腫(星細胞腫、乏突起細胞腫、膠芽腫など)、髄膜腫、神経鞘腫、下垂体腺腫、
転移性腫瘍などに分類されるが原発性脳腫瘍では、（①　　　　　　　　）腫の頻度が最も高い（図
15-8）。

●症状として、頭痛、嘔吐、うっ血乳頭などの（②　　　　　　　　）亢進症状があり、ほかに腫
瘍の発生部位による局所症状(けいれん、知能低下、半盲や小脳失調など)が出現する。

●膠芽腫(多形性膠芽腫)は、成人の（③　　　　　）に発生する最も悪性度の高い腫瘍であり、神経
膠腫の約1／3を占める。

●星細胞腫は、成人の大脳に、小児では（④　　　　　）に好発する。

●乏突起細胞腫は、成人の大脳に好発し、35〜40歳に発生のピークがある。

●（⑤　　　　　）腫は、成人に発生し、ピークは40歳代にある。傍矢状部や大脳鎌部・円蓋部の
脳膜に付着し、脳実質への浸潤は一般的にはみられない。

●頭蓋内の神経鞘腫の多くは、第（⑥　　　　　）脳神経(内耳神経)に発生し、小脳橋角部腫瘍の
80％を占める。

●小児に発生する悪性腫瘍に（⑦　　　　）腫があり、（⑧　　　　　　）に発生する。

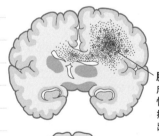

膠芽腫
成人にみられる悪
性度の高い腫瘍。腫
瘍の境界が不鮮明。
出血・壊死を伴う

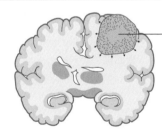

髄膜腫
境界は鮮明。脳
実質に圧排す
るが、脳実質浸
潤は乏しい

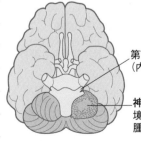

第Ⅷ脳神経
(内耳神経)

神経鞘腫
境界は鮮明。小脳橋角部
腫瘍の80％を占める

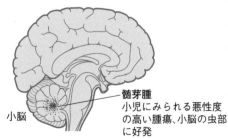

小脳

髄芽腫
小児にみられる悪性度
の高い腫瘍、小脳の虫部
に好発

図15-8　脳腫瘍

Chapter
15

脳・神経系の疾患

ちょっと難解!? 病理学の用語

問題 6 下線部分のひらがなを漢字に、漢字はその読みを書いてください（解答は別冊 p.7）。

問題	解答	解説
① 延髄		脳幹を構成し、脊髄の上端に連続する部分。呼吸中枢や心臓中枢、血管運動中枢、嚥下中枢、嘔吐中枢など自律神経中枢がある
② 樹状突起	突起	神経細胞（ニューロン）は、核を中心とする神経細胞体とそのまわりの樹状突起と軸索（神経線維）からなる
③ 軸索		樹状突起から伸びる1本の突起で、軸索突起（神経突起）とよばれる神経線維
④ 脊髄		頸部から仙部に至る脊柱管のなかにある長さ40cmの円柱状の構造物。第1～2腰椎の高さで終わり、その下方は馬尾となる
⑤ 脳梁		左右の大脳半球をつなぐ交通線維の束。大脳縦列の底部に位置する
⑥ 硬膜	膜	脳や脊髄をおおう髄膜のうち、最も外側の膜のこと
⑦ 髄膜	膜	脳や脊髄をおおう3層の膜。最外層は硬膜、最内層は軟膜、中間層はクモ膜とよばれる
⑧ 灰白質		脳の表層部で神経細胞が高密度に存在する部分
⑨ 麻疹		麻疹ウイルスによる感染症で五類感染症に指定されている。はしかともよばれる
⑩ 脊髄癆		梅毒感染後5～20年の潜伏期の後に、神経痛や運動失調、麻痺などの症状を呈する疾患
⑪ にんち症	症	正常な脳の機能が低下し、記憶や思考へ影響を及ぼす疾患。アルツハイマー型認知症や脳血管障害による血管性認知症がある
⑫ 振戦		パーキンソン病にみられる症状で、静止時にみられる粗く規則的なふるえ
⑬ 寡動		パーキンソン病にみられる症状で、動作が緩慢になり、動き出しが遅くなる。また表情が乏しくなる
⑭ 仮面様顔貌	仮面様	顔の筋肉の硬直により、表情が乏しくなり、まばたきも少なくなる
⑮ 錐体路		神経伝導路の1つで、延髄の錐体を通る経路
⑯ 眼球震盪	眼球	自分の意思とは関係なく眼球が動くこと（不随意運動）
⑰ 膠芽腫	腫	成人の大脳半球に発生する最も悪性度の高い腫瘍
⑱ 神経鞘腫	腫	頭蓋内に発生する神経鞘腫の多くは、第Ⅷ脳神経（内耳神経）に発生する
⑲ 麻痺		運動機能の低下あるいは喪失する状態
⑳ 錯乱		思考や感情が混乱すること

Chapter 16 運動器系の疾患

1 骨・関節・筋の構造

次の文章の空欄に、適切な語句を語句群から選び、記入しなさい。

> 語句群(重複使用可)：ハバース、シャーピー、ランビエ、フォルクマン、緻密、線維、海綿、骨膜、
> 関節包、靭帯、腱、随意、不随意

- ●骨膜は、結合組織からなり、(① 　　　　　　)線維で骨表面に固着しており、血管や神経が分布している。骨を保護し、成長や再生の役割を担う。
- ●骨の表層で骨組織を層板状(そうばんじょう)に配列している骨質を(② 　　　　　)質(緻密骨)とよぶ。中心管ともよばれる(③ 　　　　　)管が縦に走り、そのなかを血管が通る(図16- 1)。
- ●ハバース管を横方向に連結して、骨の内部と表層部をつなぐのが(④ 　　　　　　)管(貫通管(かんつうかん))とよばれる。
- ●骨の深層や骨端部にある骨質を(⑤ 　　　　　)質(海綿(かいめん)骨)とよび、骨梁の間は骨髄によって満たされている。
- ●長管骨は、骨幹部、骨幹端部、骨端部に分けられ、骨腫瘍の好発部位との関係で重要となる。
- ●関節面は関節軟骨におおわれ、結合部は線維膜と滑膜の2層の(⑥ 　　　　　)に包まれる(図16-2)。

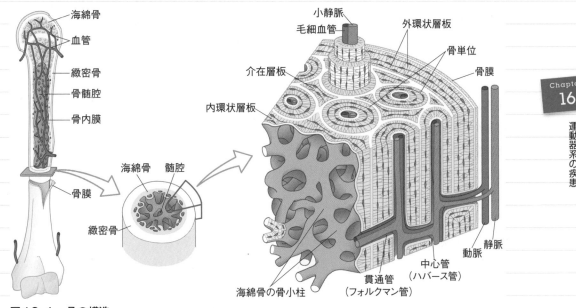

図16- 1　骨の構造

Chapter 16
運動器系の疾患

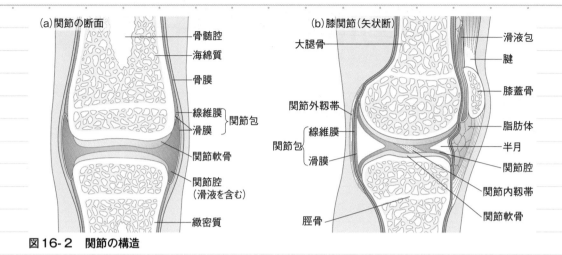

図16-2　関節の構造

● 関節包^{かんせつほう}の特定部位には、（⑦　　　　　）が発達しており、これを補強して関節運動の方向や範囲を規制している。

● 骨格筋は（⑧　　　　　）筋で骨と骨をつなぎ、体性（運動）神経の支配を受け、身体を動かす。

● 心筋は（⑨　　　　　　）筋であり、心臓を自動的に収縮させ、自律神経の調節を受けている。

● 消化管壁に代表される平滑筋は自律神経の調節を受け、内臓の運動を（⑩　　　　　）に動かす。

---

2 ▶ 骨の疾患

次の文章の空欄に、適切な語句を語句群から選び、記入しなさい。

> 語句群：ブドウ球、レンサ球、結核、接触、血行、骨幹、骨幹端、骨質、骨膜、骨粗鬆、
> 　　　　骨結核、肉芽、腐骨、脊椎カリエス、靭帯、関節、A、D、開放、疲労、圧迫、病的、
> 　　　　外傷性、リウマチ、フォルクマン

● 化膿性骨髄炎^{こつずいえん}は、急性化膿性骨髄炎と慢性化膿性骨髄炎に大きく分けられる。原因菌のうち、90％以上が（①　　　　　）菌により、（②　　　　　）性感染が多くを占める。他に周囲の化膿巣からの感染や、開放骨折による感染も認められる。

● 化膿性骨髄炎は、青少年期の長管骨の（③　　　　　）部に多くみられる。とくに大腿骨や脛骨などが好発部位である。病理組織像では骨髄内の膿瘍^{のうよう}形成と骨壊死^{こつえし}がみられ、この骨壊死を（④　　　　　）とよぶ。

● 結核菌の血行性感染による（⑤　　　　　　）は、最近では著しく減少した疾患である。脊椎や大腿骨、股関節、膝関節などにみられる。とくに脊椎の結核を（⑥　　　　　　　）よぶ。

● くる病とは、ビタミン（⑦　　　　　）の欠乏により骨の石灰沈着の減少が起こり、O脚やX脚などの足の変形や頭蓋の変形、侏儒症^{しゅじゅしょう}（小人症）などをみる。

● 骨粗鬆症^{こつそしょうしょう}はびまん性の（⑧　　　　　　）の減少を示す状態であり、年齢的な変化や閉経後にみ

られるもの(原発性骨粗鬆症)や、ステロイドホルモン投与などの薬剤によるものがある。病的骨折や(⑨　　　　　)痛の原因となる。

●外力により骨の生理的連続性が断たれた状態を骨折とよぶ。骨折は以下のように分類される。

・(⑩　　　　　)骨折：正常骨にその抵抗力以上の外力が加わることによって引き起こされる骨折のこと。

・(⑪　　　　　)骨折：骨に何らかの基礎的な疾患があり、その結果わずかな外力によって骨折に至るもの。

・(⑫　　　　　)骨折：骨の一定部位に微細な外力がくり返し加わり、その集積によって骨折を生じたもの。

●病的骨折の原因としては、骨腫瘍(転移性骨腫瘍を含む)、骨髄炎、(⑬　　　　　)症、骨軟化症などがあげられる。

●骨折の種類には、剥離骨折、(⑭　　　　　)骨折、屈曲骨折、剪断骨折、捻転骨折、粉砕骨折などがある。(⑮　　　　　)骨折とは、骨折部が軟部組織の創部を貫いて外界と交通している骨折のことで、感染症を合併しやすい。

●骨折の治癒は、血腫・凝血塊形成期→(⑯　　　　　)形成期→線維性仮骨形成期→一次性骨性仮骨形成期(幼若骨組織の形成)→二次性骨性仮骨形成期(成熟骨への移行)→機能的修復期というの過程をたどる。

●一方、治癒過程に異常が生じた場合には、変形治癒や過剰仮骨形成、偽関節形成、阻血性拘縮〔(⑰　　　　　)拘縮〕などがみられる。

3 骨腫瘍

次の文章の空欄に、適切な語句を語句群から選び、記入しなさい。

> 語句群：良性、悪性、骨幹、骨端、骨幹端、上腕骨、大腿骨、骨盤、破骨、骨芽、軟骨、腐、類、肝臓、肺、乳

●骨軟骨腫は、(①　　　　　)骨腫瘍のなかで最も頻度の高い腫瘍であり、10歳台で発見されることが多い。大腿骨、脛骨などの長管骨の(②　　　　　)部に好発する。

●骨肉腫は10歳台に好発する骨の(③　　　　　)腫瘍の代表的な疾患で、(④　　　　　)遠位端(下端)に最も多く発生し、次いで脛骨近位端(上端)、上腕骨近位端に比較的多く発生する。組織学的に異型を示す(⑤　　　　　)細胞の増殖が特徴的であり、(⑥　　　　　)骨とよばれる骨基質に類似する物質が認められる。骨肉腫は早期に(⑦　　　　　)に転移を呈する症状が多い。

●軟骨肉腫は骨肉腫と比べ成人に好発する腫瘍であり、40〜50歳台に多くみられる。骨盤骨や肋骨、肩甲骨などに好発する。異型を示す(⑧　　　　　)細胞の増殖がみられる。

●骨の悪性腫瘍のなかで転移性骨腫瘍の占める割合は高く、(⑨　　　　　)癌、(⑩　　　　　)癌の転移が多くみられ、その他、腎癌、前立腺癌、甲状腺癌などの転移も比較的多くみられる。

4　関節の疾患

次の文章の空欄に、適切な語句を語句群から選び、記入しなさい。また、（　）の適切な語句を選択しなさい。

> 語句群：慢性、悪性、骨質、滑膜、靱帯、関節軟骨、痛風、リウマチ、フィブリノイド、
> 　　　　アミノ酸、プリン体、尿酸、中足指、趾骨、股、肘、結晶、結石

関節リウマチ

- 関節リウマチ（RA）は自己免疫的発生機序が考えられている疾患であり、関節の腫脹、変形、疼痛などがみられる。25〜40歳台に多く認められ、（①**男性**　**女性**）に多い。病理組織所見では関節内の（②　　　　　）に炎症がみられ、滑膜細胞の増殖、リンパ球・形質細胞浸潤およびフィブリノイド壊死などをみる。手指の関節など比較的小さい関節に左右対称性に発生する。
- （③　　　　　　　）結節は、中心部にフィブリノイド壊死を認め、これを取り囲むように類上皮細胞が柵状に配列し、リンパ球浸潤などを伴う結節で、膝・肘関節の皮下に形成される。
- 関節リウマチに血管炎などを伴い、予後不良となる疾患を（④　　　　　）関節リウマチとよぶ。

痛風

- 痛風は（⑤　　　　　　　）の代謝異常による高尿酸血症がみられ、滑膜に（⑥　　　　）塩の沈着がある。さらに、関節軟骨の破壊がみられ、進行すると骨の破壊もみられる。（⑦　　　　　）結節は針状の（⑧　　　　）構造からなり、周囲には異物巨細胞を伴う肉芽組織の形成をみる。
- 痛風の症状では、母趾の（⑨　　　　　　　　）関節に関節炎や痛風結節の形成が最もよく認められるが、その他、膝・肘・手指の関節にも炎症がみられる（**図16-3**）。

変形性関節症

- 変形性関節症は、加齢に従って発症し、（⑩　　　　　　　　　　）の変性像を初発症状とする疾患である。（⑪　　　　　）関節および膝関節など比較的大きな関節に変化がみられ、臨床的には関節の可動域の減少や疼痛などが認められる。

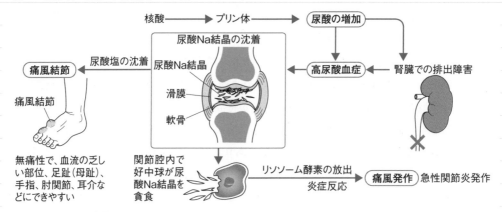

図16-3　痛風の症状

5 ▶ 筋肉の疾患

次の文章の空欄に、適切な語句を語句群から選び、記入しなさい。また、（　）内の適切な語句を選択しなさい。

> 語句群（重複使用可）：アセチルコリン、ドーパミン、ショック、クリーゼ、ウイルス、萎縮、肥大、
> 仮性肥大、感染、壊死、消失、体幹、四肢、常染色体、Ｘ染色体連鎖、斜視、複視、
> 夜盲、眼瞼下垂、下垂体、胸腺、炎症、化膿、化骨、骨芽

進行性筋ジストロフィー症

●進行性筋ジストロフィー症は、筋線維の変性や壊死をきたし、徐々に筋肉の（①　　　　　）や
（②　　　　　）を示す疾患であり、遺伝性および進行性の性格を有する。主に次の型に分類される。

・デュシェンヌ型：重症型の筋ジストロフィー症を示し、予後は（③　**よく　　悪く**　）、4〜
5歳ごろより（④　　　　　）の近位筋の萎縮が始まり、心筋障害や感染症の合併をみる。
（⑤　　　　　）劣性遺伝を示す。

・ベッカー型：デュシェンヌ型と同様、（⑥　　　　　　　　）劣性遺伝を示すが、進行は緩や
かであり、予後は良好である。

・肢帯型：10〜20歳に発症し、腰帯の筋肉の萎縮から全身の筋萎縮へと進むが、進行は緩や
かである。（⑦　　　　　　　）劣性遺伝を示す。

・顔面・肩甲・上腕型：（⑧　　　　　　　　　）優性遺伝を示し、名称のごとく顔面・肩甲・上
腕の筋肉の萎縮が起こる。進行は緩やかである。

●進行性筋ジストロフィーでは、筋肉の萎縮があるが間質の脂肪組織の増生によって萎縮とは逆
に一見、筋組織が肥大したようにみえることがある。これを（⑨　　　　　　　　　）とよぶ。

重症筋無力症

●重症筋無力症は、（⑩　　　　　　　　　　　　）受容体に対する抗体の出現のため、神経筋接
合部での刺激伝達の異常が生じ、その結果発症する疾患である。

●重症筋無力症では、（⑪　　　　　　　　　　）や（⑫　　　　　　　）などの眼症状で発症することが
多いが、その他に咀嚼、嚥下、発語の障害と、四肢の筋肉の易疲労性などがみられる。

●重症筋無力症で感染症、月経、出産、心身過労などにより、急性の呼吸困難症状を呈したもの
を筋無力症（⑬　　　　　　）とよんでいる。重症筋無力症では（⑭　　　　　）腫や胸腺過形成が
原因となる場合も多く、外科的に切除することもある。

筋肉の炎症

●（⑮　　　　　）性筋炎：外傷後や敗血症に伴う細菌感染による筋肉の炎症である。

●（⑯　　　　　　　　）性筋炎：コクサッキーウイルスなどの感染による筋肉の炎症である。

●（⑰　　　　　　　）性筋炎：外傷や慢性の刺激による骨化を伴う筋肉の炎症・瘢痕化がみられる。

ちょっと難解!? 病理学の用語

問題 **7**　下線部分のひらがなを漢字に、漢字はその読みを書いてください（解答は別冊 p.7）。

問題	解答	解説
① 緻密骨	［　　　　］骨	骨の表層で骨組織を層板状に配列している骨質。中心管（ハバース管）が縦に走り、そのなかを血管が通る
② かいめん骨	［　　　　］骨	骨の深層や骨端部にある骨質。骨髄によって満たされている
③ 滑膜	［　　　　］膜	関節を構成する1つで、関節包は線維膜と滑膜の2層からなる
④ 靭帯	［　　　　］	関節内にあり、関節運動の方向や範囲を規制している。
⑤ 骨粗鬆症	骨［　　　］症	骨質が減退して骨自体ももろくなった状態。加齢や糖質コルチコイドの過剰が原因
⑥ 腐骨	［　　　　］骨	化膿性骨髄炎では骨髄内の膿瘍形成と骨壊死がみられる。この骨壊死を腐骨とよぶ
⑦ 骨なんか症	骨［　　　］症	カルシウムの欠乏が原因で起こる病態。やわらかい未完成な骨が増加する
⑧ 剪断骨折	［　　　　］骨折	長管骨の一部にずれを生じさせる力（剪断力）が加わった骨折
⑨ 剥離骨折	［　　　　］骨折	筋肉や腱、靭帯などに引っ張られ、その付着部の骨が引き裂かれて生じた骨折
⑩ 捻転骨折	［　　　　］骨折	上腕骨や大腿骨に強いねじれが生じて起こる骨折
⑪ 粉砕骨折	［　　　　］骨折	強い圧力が加わり、骨が細かく砕けた状態の骨折
⑫ 治癒	［　　　　］	外傷や疾患が治った状態
⑬ 阻血性拘縮	［　　　　］	肘周辺の骨折や脱臼に伴い、肘から上腕にかけて麻痺が生じる。フォルクマン拘縮ともいう
⑭ 骨なんこつ腫	骨［　　　］腫	良性骨腫瘍のなかで最も頻度の高い腫瘍。10歳代に発症する
⑮ ちゅう関節	［　　　　］関節	上腕骨と橈骨、尺骨からなる関節
⑯ 膝関節	［　　　　］関節	大腿骨と脛骨からなる関節
⑰ 痛風	［　　　　］	プリン体の代謝異常による高尿酸血症がみられ、尿酸塩の組織内への沈着をみる。中足指関節の関節炎や痛風結節がみられる
⑱ かせい肥大	［　　　　］肥大	進行性筋ジストロフィーでは、筋肉の萎縮があるが間質の脂肪組織の増生により、筋組織が肥大したようにみえること
⑲ 眼瞼下垂	［　　　　］	重症筋無力症でみられる眼症状の1つ
⑳ かこつ性筋炎	［　　　］性筋炎	外傷や慢性の刺激による骨化を伴う筋肉の炎症・瘢痕化

Chapter 17 視覚器・皮膚の疾患

1 目の構造

次の文章の空欄に、適切な語句を語句群から選び、記入しなさい。

> 語句群：脈絡、強、網、結、角、瞳孔、眼瞼、網様体、単層扁平上皮、重層扁平上皮、
> 基底細胞、角質、タンパク質、脂肪、外転、動眼、滑車、三叉、杆状体、錐状体、
> 瞳孔括約、瞳孔散大

- 眼球は、眼球壁(外膜、中膜、内膜)と眼球内の眼房水、水晶体、硝子体から構成されている(図 17-1)。
- 付属器には、眼瞼、(① 　　　　　)膜(眼瞼結膜、眼球結膜)、涙器(涙腺、涙嚢)、眼筋がある。
- 外膜は、眼球の線維膜で強膜と角膜からなる。(② 　　　　　)膜は眼球外層の約5/6を占め、血管がないため白くみえる。(③ 　　　　　)膜は眼球の前約1/6を占め、透明であるため虹彩や(④ 　　　　)が透けてみえる。角膜には血管はないが、眼神経の枝が多く分布しているため、小さな異物が入っても非常に痛く感じる。
- 網膜は眼球の神経膜ともよばれ、視覚器として最も重要な部分である。
- 網膜には、色彩を認識する(⑤ 　　　　　)細胞と光の強弱を感受する(⑥ 　　　　　)細胞の光受容細胞がある。
- 虹彩は水晶体の前面にあり、その中央に瞳孔という円形の孔をつくる。瞳孔縁の付近には同心円状に走行する(⑦ 　　　　　)筋があり、その収縮によって瞳孔の収縮が起こる(縮瞳)。また虹彩の中を放射状に走行する(⑧ 　　　　　)筋が収縮すると瞳孔は拡大する(散瞳)。
- 眼球がある眼窩には、眼球を動かすための6個の横紋筋があり、これを眼筋という。上直筋、下直筋、内側直筋、下斜筋は(⑨ 　　　　　)神経の支配を受け、上斜筋は(⑩ 　　　　　)神経、外転直筋は(⑪ 　　　　)神経の支配を受ける。

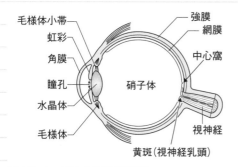

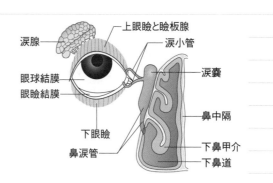

図 17-1　眼と付属器の構造

Chapter 17

視覚器・皮膚の疾患

111

2 視覚器の疾患

次の文章の空欄に、適切な語句を語句群から選び、記入しなさい。

語句群(重複使用可)：ブドウ球、レンサ球、リンパ球、アデノ、コクサッキー、ネコ、
インターフェロン、ステロイド、メラニン、細菌、膜状、老人性、乳幼児、流行、
流行性耳下腺炎、風疹、糖尿病、硝子体、水晶体、下垂体、肺、大腸、胸腺、血管、
細小血管、前房隅角、眼圧、失明

炎症性疾患

●眼瞼内の炎症には麦粒腫や霰粒腫があり、いずれも(① 　　　　　　　)菌の感染との関連性が強い。

●結膜の炎症には、以下のものがある。
　・(② 　　　　)結膜炎：レンサ球菌などの細菌感染や化学的な要因によるものがある。
　・濾胞状結膜炎：(③ 　　　　)浸潤を主体とする炎症で流行性角膜・結膜炎が含まれる。
　・ウイルス性角膜・結膜炎：トラコーマや(④ 　　　)性角膜・結膜炎に代表される。

●流行性角膜・結膜炎は(⑤ 　　　　)ウイルス8型の感染によるものであり、リンパ球や形質細胞浸潤がみられる。

緑内障

●緑内障は、(⑥ 　　　　)の異常な上昇による疾患であり、突発性緑内障、先天性緑内障、二次性緑内障に分けられる。また(⑦ 　　　　　　)の状態によって、開放隅角緑内障と閉塞隅角緑内障に分けられる。

●症状は、視野狭窄、視野欠損、視力低下などで進行すると(⑧ 　　　)することがある。

白内障

●白内障とは、(⑨ 　　　　)の混濁により光の通過に異常が生じ、視野障害を呈する疾患である。

●先天性白内障は、胎児期の(⑩ 　　　)感染やその他の原因によって生じる。両眼の完全白内障では早期に手術を行ない、その後コンタクトレンズを装用する。

●加齢に伴い最も一般的にみられる(⑪ 　　　　)白内障は、皮質白内障、核白内障、後嚢下白内障に分けられ、抗白内障薬によって改善されない場合は手術を行う。

●内分泌性・代謝性白内障は、(⑫ 　　　　)が原因となるものが最も多い。

●中毒症白内障では、(⑬ 　　　　)ホルモン投与によるものが代表的である。

糖尿病網膜症

●糖尿病網膜症は、(⑭ 　　　　)の合併症である(⑮ 　　　　)症によって生じる網膜の障害である。単純網膜症、前増殖網膜症、増殖網膜症(糖尿病網膜症の末期の状態)に分類される。

●網膜芽細胞腫は、（⑯　　　　　　　　）期に発生する悪性腫瘍であり、網膜芽細胞の増殖による。
　患児の眼が（⑰　　　　　　）の眼のように光ることによって、発見されることがある。

●ブドウ膜悪性黒色腫とは、ブドウ膜の（⑱　　　　　　　　　）産生細胞（メラノサイト）から発生
　する悪性腫瘍で、治療としては手術的に眼球摘出を行なう。

●眼窩腫瘍には、悪性リンパ腫、視神経膠腫、（⑲　　　　　　）腫などがみられる。

●各臓器に発生した癌の転移による転移性腫瘍は、（⑳　　　　　　）癌、乳癌の転移が比較的多い。

3　皮膚の構造

次の文章の空欄に、適切な語句を語句群から選び、記入しなさい。

> 語句群：移行上皮、単層扁平上皮、重層扁平上皮、基底細胞、有棘細胞、顆粒、角質、
> 　　　　　タンパク質、脂肪、肥満、アポクリン、エクリン

●皮膚は表面から、表皮、真皮、皮下組織からなる（**図17-2**）。

●表皮は（①　　　　　　　　　　　）からなる。最深部にある（②　　　　　　　　　）層から順に有
　棘細胞層、顆粒層、透明層、（③　　　　　　）層の順となる。

●真皮は乳頭層と網状層からなり、膠原線維や弾性線維を主成分とする。

●皮下組織は真皮の下にあり、多量の（④　　　　　　）細胞が集合して皮下脂肪層をつくる。

●汗腺はらせん状の長い管状の腺で、口唇、陰茎亀頭および陰核を除くすべての皮膚に分布する。

●汗腺の主な機能は汗が蒸発するときに皮膚から気化熱を奪って、体温を冷却することである。

●汗腺には体温調節に関係する（⑤　　　　　　）汗腺と、毛包に開口し、腋窩や肛門周辺にある
　（⑥　　　　　　）汗腺の2種類に区別される。

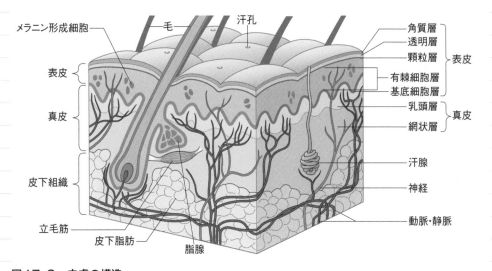

図17-2　皮膚の構造

4 ▶ 皮膚の疾患

次の文章の空欄に、適切な語句を語句群から選び、記入しなさい。

語句群：炎症、アレルギー、浮腫、肥大、増殖、乾癬、疣贅、表皮、真皮、基底、有毛、
日光露出、腺、扁平上皮、播種、血行、リンパ行、リンパ球、単球、メラニン、
B細胞性、T細胞性

皮膚症

●湿疹は、紅斑・丘疹・水疱などの皮膚症状を呈し、急性から慢性の経過を示す（①　　　　）性
疾患である。とくに痒みの強いものを痒疹とよんでいる。

●（②　　　　）は、銀白色の鱗屑を伴う紅色丘疹や紅斑からなる皮膚症状を示す。多発化や慢性
化および関節炎の合併をみることもある。

●苔癬は、苔に似た乾燥した鱗屑を呈する疾患である。皮膚以外に口腔粘膜にも病変がみられる。

●じんま疹は、一過性にみられる皮膚の限局性の（③　　　　）であり、境界明瞭なわずかに膨隆
した病変を呈する。食事や温熱刺激などに対する（④　　　　）反応の1つとして発症
する。

皮膚腫瘍

●扁平上皮癌（有棘細胞癌）は、（⑤　　　　）由来の悪性腫瘍であり、50〜70歳台の男性に多く
発生する。好発部位は顔面および頭部などの（⑥　　　　）部である。

●病理組織学的には、癌真珠（癌巣のなかの角質の塊）を形成することの比較的多い
（⑦　　　　）癌からなる。

●基底細胞癌は、（⑧　　　　）細胞に類似する細胞に由来する腫瘍であり、局所の浸潤性増殖を
示すが、転移は原則的に認められない。40歳以上に多くみられ、顔面に好発する。

●悪性黒色腫は、（⑨　　　　）産生細胞（メラノサイト）の（⑩　　　　）からなる悪性腫
瘍であり、しばしば広範な（⑪　　　　）性転移や（⑫　　　　）性転移を示す。

●皮膚悪性リンパ腫には、（⑬　　　　）リンパ腫や（⑭　　　　）リンパ腫など
がある。T細胞性リンパ腫の一種である菌状息肉腫では、皮膚に息肉腫細胞とよばれる異型リ
ンパ球や、ポートリエ微小膿瘍とよばれる異型リンパ球の集簇を認める。

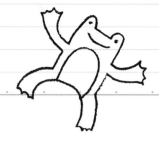

ちょっと難解!? 病理学の用語

読み書きできれば、病理学がもっと身近に!

問題 8 下線部分のひらがなを漢字に、漢字はその読みを書いてください（解答は別冊p.7）。

問題	解答	解説
① すいしょう体	体	弾力性に富んだレンズ様の構造で、加齢とともに硬化してレンズとしての調節機能が低下する（老眼）。
② 硝子体	体	水晶体の後方にある網膜との間の空所を満たすゼラチン様物質
③ 涙腺		眼球の上外側にある分泌腺で、分泌された涙液は角膜の表面をおおい、乾燥を防ぎ保護する
④ 虹彩		毛様体の前方に続く部分で瞳孔を取り囲んでいる
⑤ 瞳孔		虹彩に取り囲まれた部分で、瞳孔括約筋の収縮により縮瞳が起こり、瞳孔散大筋の収縮により散瞳が起こる
⑥ 麦粒腫	腫	ものもらい。睫毛の毛嚢の脂腺に起こる化膿性炎症
⑦ 霰粒腫	腫	睫毛の生え際の内側にあるマイボーム腺の炎症。
⑧ りょくない障	障	眼圧の異常な上昇により、視野狭窄や視野欠損、視力低下が起こる
⑨ はくない障	障	水晶体の混濁により光の通過に異常が生じ、視力障害を呈する疾患
⑩ けつまく炎	炎	「けつまく」が充血して炎症を起こす疾患。アレルギー性とウイルス性がある
⑪ 糖尿病網膜症	糖尿病　症	糖尿病の合併症である細小血管症によって生じる網膜の障害
⑫ 眼窩腫瘍	腫瘍	悪性リンパ腫、視神経膠腫、血管腫などが含まれる
⑬ 痒疹		紅斑や丘疹、水疱などの皮膚症状を呈し、とくにかゆみの強いもののこと
⑭ 乾癬		銀白色の鱗屑を伴う紅色丘疹や紅斑からなる皮膚症状を示す
⑮ 鱗屑		皮膚の角質層が厚くなり、表皮から剥がれそうな状態。鱗屑が剥がれ落ちたものを落屑とよぶ
⑯ 苔蘚		苔に似た乾燥した鱗屑を呈する疾患
⑰ 尋常性疣贅	尋常性	通常の「いぼ」のこと。扁平隆起性病変を形成し、ヒトパピローマウイルスによる感染
⑱ 帯状疱疹		小児期の水痘・帯状疱疹ウイルス感染症で、神経細胞内に潜伏し、成人してから抵抗力が弱ったときに発症する
⑲ 有棘細胞癌	細胞癌	扁平上皮癌のこと。表皮由来の悪性腫瘍。好発部位は顔面や頭部などの日光露出部
⑳ 網膜芽細胞腫	細胞癌	乳児期に発生する悪性腫瘍で、網膜芽細胞の増殖による。患児の眼がネコの眼のように光る

Chapter 17

視覚器・皮膚の疾患

115

Chapter 18 膠原病

1 膠原病の一般的な特徴

次の文章の空欄に、適切な語句を語句群から選び、記入しなさい。

語句群：免疫、精神、全身、関節、血液、不明

●膠原病とは、全身の結合組織を的に系統的に侵し、原因不明で慢性の経過をたどる炎症性症候
群のことで、病理組織学的にはフィブリノイド変性に代表される結合組織の変化がみられる。

●膠原病は、発熱や体重減少、全身倦怠感などの（①　　　　）症状がある。

●膠原病には、（②　　　　）症状、皮膚症状、消化器・循環器・呼吸器などにかかわる臓器の症
状など全身多臓器におよぶ症状がある。

●自己抗体の出現など、（③　　　　）異常がみられる。

●病因の多くは（④　　　　）であるが、遺伝子の異常も考えられている。

古典的な膠原病とよばれる疾患群

・関節リウマチ（RA：rheumatoid arthritis）

・全身性エリテマトーデス（SLE：systemic lupus erythematosus）

・強皮症（SSc：systemic scleroderma）

・多発性筋炎（PM：polymyositis）／皮膚筋炎（DM：dermatomyositis）

・結節性多発動脈炎（PN：polyarteritis nodosa）

主な膠原病類縁疾患

・シェーグレン症候群（SjS：Sjögren syndrome）

・混合性結合組織病（MCTD：mixed connective tissue disease）

・ライター症候群（Reiter syndrome）

・多発血管炎性肉芽腫症〔granulomatosis with polyangiitis：GPA、ウェゲナー肉芽腫症（WG：
Wegener's granulomatosis）〕

・巨細胞性動脈炎（側頭動脈炎）（TA：temporal arteritis）

・重複症候群（overlap syndrome）

・ベーチェット病（Behçet's disease）

・ウェーバー・クリスチャン病（Weber-Christian disease）

2 主な膠原病・膠原病類縁疾患

次の文章の空欄に、適切な語句を語句群から選び、記入しなさい。また、（　）の適切な語句を選択しなさい。

> 語句群(重複使用可)：レイノー、アフタ、ヘリオトロープ、ゴットロン、オニオンスキン、
> リブマン・サックス、蝶形紅斑、浮腫硬化、光線過敏、膠原線維、抗核抗体、
> フィブリノイド、ブドウ、内分泌、外分泌、硬化、萎縮、浮腫、壊死性、肉芽腫性、
> 口腔、口腔内、皮膚、結、眼、肝、腎、腎盂、糸球体、横紋、知覚、筋力

全身性エリテマトーデス

- 全身性エリテマトーデス(SLE)は、（①**男性**　女性）に多く発症する疾患であり、とくに20歳台に最も多くみられる。
- 全身性エリテマトーデスにみられる症状や検査所見には、（②　　　　　　）(頰部紅斑)、円盤状紅斑、（③　　　　　　）症、口腔内潰瘍、関節炎、漿膜炎、（④　　　　　　）障害、神経障害、血液学的異常、（⑤　　　　　　）陽性などがある。
- 全身性エリテマトーデスでは、全身の血管や結合組織に（⑥　　　　　　）変性を認める。
- ループス腎炎では、多彩な（⑦　　　　　　）腎炎を示す。その分類としては、メサンジウム性ループス腎炎、巣状ループス腎炎、びまん性ループス腎炎、膜性ループス腎炎、半月体性ループス腎炎などに分けられる。
- 疣贅性心内膜炎の形を示すものを（⑧　　　　　　）心内膜炎という。
- 脾臓にみられる血管周囲性の同心円状の線維化を（⑨　　　　　　）病変という。

強皮症

- 強皮症(SSc)は、その名称のごとく、全身皮膚の（⑩　　　　　　）をきたす原因不明な結合組織疾患である。40～50歳代に発症のピークがあり、女性に多くみられる。
- 皮膚症状は四肢の末梢から始まる皮膚硬化、（⑪　　　　　　）現象がみられる。
- レイノー現象とは寒冷刺激や精神的ストレスによって、皮膚の蒼白やチアノーゼが起こり、回復時には紅潮する現象である。
- 皮膚病変は、（⑫　　　　　　）期、（⑬　　　　　　）期、（⑭　　　　　　）期の3期に分けられるが、病変の進行にしたがって、真皮内の（⑮　　　　　　）の増生と膨化がみられ、皮膚付属器の萎縮が認められる。

多発性筋炎／皮膚筋炎

- 多発性筋炎／皮膚筋炎は、（⑯　　　　　　）筋にびまん性炎症が生じる疾患であり、特徴的な皮膚症状をみる場合を皮膚筋炎とよんでいる。
- 四肢近位筋や頸筋を主体とする（⑰　　　　　　）低下がみられる。
- 皮膚症状として上眼瞼あるいは頰部、前額部、前胸部、背部などにみられる浮腫を伴う紅斑が

特徴的である。この紅斑を(⑱　　　　　　　　　　　　　　)疹とよぶ。

結節性多発動脈炎

●結節性多発動脈炎は、全身の中・小動脈に(⑲　　　　　　　　)血管炎を示し、皮膚のほか多臓器の障害をきたす。皮膚症状は皮下に数珠状の結節を認め、皮膚潰瘍や紅斑などもみられる。

シェーグレン症候群

●シェーグレン症候群は、全身の(⑳　　　　　　　　)腺に慢性炎症が起こり、これにより外分泌機能の異常が生じる。(㉑　　　　　　　　)乾燥(耳下腺を主体とする唾液腺の慢性炎症による)や(㉒　　　　　　)乾燥(涙腺の慢性炎症による)が代表的な症状であるが、その他、関節炎やレイノー現象、間質性肺炎なども合併することがある。

ベーチェット病

●ベーチェット病は、1937年にBehçetにより提唱された疾患であり、(㉓　　　　　　)粘膜や外陰部の(㉔　　　　　　　)性潰瘍、眼の(㉕　　　　　　　)膜炎などを主症状とするが、その他、全身に多彩な症状がみられる。壊死性血管炎、肉芽腫性血管炎、これらの混合する血管炎など、多彩な血管病変がベーチェット病の基本的な変化となる。

ウェーバー・クリスチャン病

●ウェーバー・クリスチャン病は、皮下に多発する脂肪織炎からなる結節を形成する。

多発血管炎性肉芽腫症(ウェゲナー肉芽腫症)

●多発血管炎性肉芽腫症(ウェゲナー肉芽腫症)とは、全身の血管炎をきたし、肺炎や急速進行性糸球体腎炎などを発症する。血液中のc-ANCA(PR3-ANCA)の上昇が特異的である。

●参考文献

本書を作成するにあたり、以下の書籍を参考にさせていただきました。著者の先生方に深謝します。

1)水口國雄監:スタンダード細胞診テキスト、第4版、医歯薬出版、2021
2)細田康弘監訳:イラスト病理学、第4版、文光堂、2002
3)矢田純一:図説臨床免疫講座、改訂版、メジカルビュー社、2000
4)矢田純一:免疫学、図解生物科学講座1、朝倉書店、1994
5)笹野公伸、澤井高志、長村義之ほか編:病理学、第6版、NEWエッセンシャル、医歯薬出版、2009
6)柏崎禎夫 他著:膠原病と類縁疾患、最新内科学大系24、中山書店、1993
7)飯野四郎監:ウイルス肝炎、エスアールエル
8)杉山陽一:婦人科学、改訂10版、Minor textbook、金芳堂、2000
9)V. Kumar, A.K. Abbas:Robbins Basic Pathology, 8th ed., Saunders, 2007

『ステップアップ病理学ノート』で学んだ知識が身についたかどうか、試してみよう！

病理学の知識の総仕上げのために、看護師国家試験に出題された過去問（設問の後にある回数は出題された回を示す）を含めた精選問題です。授業や学期末のテストから看護師国家試験対策まで役立ちます。

【解答・解説は別冊p.7】

Q 1 先天異常の成因と疾患の組合わせで<u>誤って</u><u>いる</u>ものはどれか。

1．単一遺伝子異常————フェニルケトン尿症
2．多遺伝子異常————血友病A
3．常染色体異常————ダウン症候群
4．性染色体異常————ターナー症候群

[　　　　　]

Q 2 次のうち<u>誤っている</u>ものはどれか。

1．配偶子病は、遺伝子自身の異常によって起こる。
2．遺伝子病には、優性遺伝形式と劣性遺伝形式をとるものに分けられる。
3．血友病はX連鎖遺伝（伴性遺伝）形式を示す。
4．胎芽病は、妊娠初期に有害な因子が加わったために起こる。

[　　　　　]

Q 3 先天異常はどれか。　　　　（第101回）

1．尋常性白斑
2．急性灰白髄炎
3．重症筋無力症
4．心房中隔欠損症

[　　　　　]

Q 4 伴性劣性遺伝病〈X連鎖劣性遺伝病〉はどれか。　　　　（第100回）

1．血友病
2．ダウン症候群
3．先天性風疹症候群
4．フェニルケトン尿症

[　　　　　]

Q 5 Down〈ダウン〉症候群を生じるのはどれか。　　　　（第102回）

1．13トリソミー
2．18トリソミー
3．21トリソミー
4．性染色体異常

[　　　　　]

Q 6 疾病の内因となるのはどれか。（第111回）

1．免疫複合体
2．栄養素
3．温　度
4．細　菌
5．薬　物

[　　　　　]

Q 7 先天性疾患はどれか。　　　（第100回）

1．インフルエンザ脳症
2．ファロー四徴症
3．気管支喘息
4．腎結石

[　　　　　]

Q 8 先天異常で正しいのはどれか。（第108回）

1．軟骨無形成症は低身長になる。
2．Turner〈ターナー〉症候群は高身長になる。
3．Klinefelter〈クラインフェルター〉症候群は低身長になる。
4．Pierre Robin〈ピエール・ロバン〉症候群は巨舌症がある。

[　　　　　]

Q 9 次のうち<u>誤っている</u>のはどれか。

1．全血液量は、体重の7～8％を占める。
2．全血液量の1/3以上を一度に失うと生命に危険な状態となる。
3．充血の初期では、チアノーゼがみられる。
4．充血は、局所に動脈血の流入が増加した状態である。

[　　　　　]

Q10 出血傾向を把握するために重要なのはどれか。2つ選べ。 （第106回）
1. 血糖値
2. 血清鉄
3. 血小板数
4. アルカリフォスファターゼ値
5. 活性化部分トロンボプラスチン時間〈APTT〉
[　　　　　]

Q11 ショックについて誤っているのはどれか。
1. 急性の末梢循環不全がみられる。
2. 原因の1つに心筋梗塞や心内膜炎がある。
3. 出血性ショックでは、中心静脈圧が上昇する。
4. 細菌性ショックは、エンドトキシンによるものを含む。
[　　　　　]

Q12 心原性ショックで直ちに現れる徴候はどれか。 （第103回）
1. 血圧の上昇
2. 体温の上昇
3. 尿量の増加
4. 脈拍数の増加
[　　　　　]

Q13 次のうち正しい組み合わせはどれか。

> a. 赤色血栓とは、血管壁に血小板が粘着し、白血球や線維素が付着した状態をいう。
> b. 血小板の増加や血液の濃縮は、血栓の発生しやすい状態である。
> c. 脾臓の梗塞は、貧血性梗塞を示す。
> d. 播種性血管内凝固症候群（DIC）では、血小板の増加を示す。

1. a、b　　2. a、d　　3. b、c
4. c、d
[　　　　　]

Q14 塞栓症について誤っているのはどれか。
1. 塞栓には、血栓、腫瘍組織、空気、脂肪滴などがある。
2. 塞栓のなかで最も多いのは、血栓である
3. 手術後血栓症から急激な体動などによって、肺塞栓症を起こすことがある。
4. 動脈性塞栓症は、肺動脈の分岐に塞栓症を起こす。
5. 静脈性塞栓症は、肺に塞栓症を起こす。
[　　　　　]

Q15 次のうち誤っているのはどれか。
1. 浮腫とは血液の過剰に増加した状態をいう。
2. 濾出液は、低タンパク血症やうっ血などでみられ、滲出液は炎症時にみられる。
3. 濾出液は、タンパク量が少なく比重が低い。滲出液は、タンパク量が多く比重が高い。
4. ショック時には、血圧低下やチアノーゼ、尿量減少、冷汗などの症状がみられる。
[　　　　　]

Q16 間欠性跛行が出現するのはどれか。 （第103回）
1. 動脈塞栓症
2. 血栓性静脈炎
3. 深部静脈血栓症
4. 閉塞性動脈硬化症
[　　　　　]

Q17 所見と病態の組合せで正しいのはどれか。 （第102回）
1. レイノー現象———四肢末端の虚血
2. 頸静脈の怒張———左心系の循環障害
3. 全身性浮腫————リンパ管の還流障害
4. チアノーゼ————還元ヘモグロビンの減少
5. 上室性期外収縮——心室から発生する異所性興奮
[　　　　　]

Q18 病理学的変化とその説明との組合わせで
誤っているものはどれか。

1．壊　死―――――不可逆的な細胞障害
2．アポトーシス――プログラムされた細胞死
3．化　生―――――異所性の組織変化
4．過形成―――――組織容積の増大

[　　　　　]

Q19 アポトーシスで正しいのはどれか。

（第105回）

1．群発的に発現する。
2．壊死のことである。
3．炎症反応が関与する。
4．プログラムされた細胞死である。

[　　　　　]

Q20 次のうち正しい組み合わせはどれか。

a．脂肪変性は、しばしば肝臓にみられる。
b．閉塞性黄疸では、血中の間接型ビリルビン
　が上昇する。
c．溶血によって、直接型ビリルビンが主体と
　なる上昇をみる。
d．アミロイド変性は、タンパク質変性の一種
　である。

1．a、b　　　　2．a、d　　　　3．b、c
4．c、d

[　　　　　]

Q21 次のうち誤っているのはどれか。

1．長期臥床患者の筋肉は、活動しないと廃用性
　萎縮を起こす。
2．変性時にみられる細胞・組織の形態的変化は、
　可逆的で、正常な状態に戻る可能性もある。
3．溶血性黄疸は、新生児溶血性貧血などに伴っ
　てみられる。
4．脳神経細胞、心筋細胞などの高度の機能を有
　する細胞・組織は再生力が強い。

[　　　　　]

Q22 一次性創傷治癒をするのはどれか。

1．切　創
2．挫滅創
3．銃　創
4．咬　創

[　　　　　]

Q23 放射線被ばく後、新たな発症について長期
の観察が必要な障害はどれか。（第102回）

1．胃　炎
2．食道炎
3．甲状腺癌
4．高尿酸血症
5．皮膚のびらん

[　　　　　]

Q24 炎症の局所症状と組織変化との組合わせで
正しいのはどれか。

1．熱　感―――末梢小動脈の収縮
2．化　膿―――組織の挫滅
3．腫　脹―――虚脱毛細血管の血流再充填
4．硬　結―――肉芽組織の増殖

[　　　　　]

Q25 次のうち正しい組み合わせはどれか。

a．発赤、腫脹、熱感、疼痛は炎症の4徴候で
　ある。
b．水疱を形成するのは変質性炎症に多くみら
　れる。
c．急性虫垂炎では、蜂窩織炎を示すことはな
　い。
d．肝膿瘍は化膿性炎の1つである。

1．a、b　　　　2．a、d　　　　3．b、c
4．c、d

[　　　　　]

Q26 未熟児やエイズなどの免疫不全で発症しや
すい疾患はどれか。

1．マイコプラズマ肺炎
2．肺膿瘍
3．間質性肺炎
4．ニューモシスチス肺炎

[　　　　　]

Q27 IV型（遅延型）アレルギー反応について正しいのはどれか。2つ選べ。（第103回）

1．IgE抗体が関与する。
2．肥満細胞が関与する。
3．Tリンパ球が関与する。
4．ヒスタミンが放出される。
5．ツベルクリン反応でみられる。

[　　　　　]

Q28 1年前にハチに刺された人が再びハチに刺された。起こる可能性のあるアレルギー反応はどれか。　　　　　（第102回）

1．I型アレルギー
2．II型アレルギー
3．III型アレルギー
4．IV型アレルギー

[　　　　　]

Q29 次のうち誤っている組み合わせはどれか。

1．血清総IgE上昇——アトピー性皮膚炎
2．IV型アレルギー——ツベルクリン反応
3．I型アレルギー——花粉症
4．アナフィラキシー——特発性血小板減少性紫斑病

[　　　　　]

Q30 創傷の治癒過程における増殖期の状態はどれか。　　　　　（第103回）

1．コラーゲンが成熟する。
2．基底細胞が創面を覆い始める。
3．血管内皮細胞が新しい血管を形成する。
4．マクロファージによって創内の細菌が排除される。

[　　　　　]

Q31 急性炎症と比較して慢性炎症に特徴的な所見はどれか。2つ選べ。（第106回）

1．好中球浸潤
2．CRPの上昇
3．リンパ球浸潤
4．形質細胞の浸潤
5．血管透過性の亢進

[　　　　　]

Q32 炎症の4徴候に含まれるのはどれか。2つ選べ。　　　　　（第110回）

1．壊　疽
2．腫　脹
3．膿　瘍
4．発　赤
5．浮　腫

[　　　　　]

Q33 ワクチン接種後の抗体産生について正しいのはどれか。　　　　　（第111回）

1．ワクチン内の抗原を提示するのは好中球である。
2．抗原に対して最初に産生される抗体はIgAである。
3．抗原に対して血中濃度が最も高くなる抗体はIgMである。
4．同じワクチンを2回接種すると抗原に対する抗体の産生量が増加する。

[　　　　　]

Q34 成人の敗血症について正しいのはどれか。　　　　　（第110回）

1．徐脈となる。
2．高血圧となる。
3．血管透過性が低下する。
4．全身炎症性反応を認める。

[　　　　　]

Q35 ラテックス製手袋を着用した直後に口唇・手足のしびれと喉頭の違和感を自覚した。原因となる病態はどれか。（第109回）

1．I型アレルギー
2．II型アレルギー
3．III型アレルギー
4．IV型アレルギー

[　　　　　]

Q36 抗原によって感作されたTリンパ球による 細胞性免疫が主体となるのはどれか。

（第110回）

1．花粉症
2．蕁麻疹
3．ツベルクリン反応
4．アナフィラキシーショック
5．インフルエンザの予防接種

[　　　　]

Q37 接触性皮膚炎の原因となるアレルギー反応 で正しいのはどれか。　　（第105回）

1．Ⅰ型
2．Ⅱ型
3．Ⅲ型
4．Ⅳ型
5．Ⅴ型

[　　　　]

Q38 ヒト免疫不全ウイルス〈HIV〉が感染する 細胞はどれか。　　（第102回）

1．好中球
2．形質細胞
3．Bリンパ球
4．ヘルパーTリンパ球
5．細胞傷害性Tリンパ球

[　　　　]

Q39 エイズ（後天性免疫不全症候群）について 誤っているのはどれか。

1．ヘルパーT細胞が破壊される。
2．ヒト免疫不全ウイルス（HIV）感染後6か月 以内に発症する。
3．日和見感染症がみられる。
4．感染予防にコンドームが有効である。

[　　　　]

Q40 ヒト免疫不全ウイルス〈HIV〉の感染経路で 正しいのはどれか。2つ選べ。（第105回）

1．感染者の嘔吐物との接触
2．感染者の咳による曝露
3．感染者の糞便との接触
4．感染者からの輸血
5．感染者との性行為

[　　　　]

Q41 ヒト免疫不全ウイルス〈HIV〉に感染して いる患者で、後天性免疫不全症候群〈AIDS〉 の状態にあると判断できる疾患はどれか。

（第109回）

1．季節性インフルエンザ
2．ニューモシスチス肺炎
3．ノロウイルス性腸炎
4．単純性膀胱炎

[　　　　]

Q42 次のうち誤っているものはどれか。

1．肺　癌————小細胞癌
2．食道癌————移行上皮癌
3．子宮頸癌————扁平上皮癌
4．乳　癌————腺　癌

[　　　　]

Q43 腫瘍マーカーの組み合わせで誤っているも のはどれか。

1．子宮頸癌————SCC
2．前立腺癌————PSA
3．膵癌————AFP
4．絨毛癌————hCG

[　　　　]

Q44 次のうち誤っているのはどれか。

1．胃の早期癌の肉眼的形態分類には、通常ボー ルマン分類が用いられる。
2．ウィルムス腫瘍は小児にみられる腎腫瘍であ る。
3．胃癌が左鎖骨上リンパ節に転移したものは ウィルヒョウ転移とよばれる。
4．胃癌が両側の卵巣に転移した場合を、クルー ケンベルグ腫瘍とよぶ。
5．グラヴィッツ腫瘍は、腎臓に発生した癌であ る。

[　　　　]

Q45 癌の危険因子で誤っているのはどれか。

1．緑黄色野菜の摂取で癌のリスクが低下する。
2．喫煙は肺癌の危険因子である。
3．肥満は肝細胞癌の危険因子である。
4．動物性脂肪の過剰摂取は大腸癌の危険因子で ある。

[　　　　]

Q46 次のうち誤っているのはどれか。
1. 良性腫瘍では、しばしば転移をきたす。
2. 悪性腫瘍は、主に浸潤性に発育する。
3. アスベストは悪性中皮腫や肺癌の原因となる。
4. CEAは大腸癌、CA19-9は膵臓癌・胆嚢癌の腫瘍マーカーとなる。

[   ]

Q47 前立腺癌の診断に有用な腫瘍マーカーはどれか。　　　　　　　　（第102回）
1. AFP
2. CA19-9
3. CEA
4. PSA

[   ]

Q48 胃がんのVirchow〈ウィルヒョウ〉転移が生じる部位はどれか。　　（第109回）
1. 腋窩
2. 鼠径部
3. 右季肋部
4. 左鎖骨上窩

[   ]

Q49 日和見感染はどれか。　　　（第98回）
1. 麻疹
2. インフルエンザウイルス感染症
3. マイコプラズマ肺炎
4. ニューモシスチス肺炎

[   ]

Q50 日和見感染症の起炎菌はどれか。2つ選べ。　　　　　　　　　　　（第103回）
1. メチシリン耐性黄色ブドウ球菌〈MRSA〉
2. インフルエンザ菌
3. A群溶連菌
4. 髄膜炎菌
5. 緑膿菌

[   ]

Q51 母乳が主な感染経路となるのはどれか。2つ選べ。　　　　　　　（第102回改変）
1. 成人T細胞白血病〈ATL〉ウイルス
2. 単純ヘルペスウイルス〈HSV〉
3. サイトメガロウイルス
4. 風疹ウイルス
5. C型肝炎ウイルス

[   ]

Q52 コプリック斑がみられる疾患はどれか。　　　　　　　　　　　（第102回）
1. 麻疹
2. 手足口病
3. 帯状疱疹
4. ヘルパンギーナ

[   ]

Q53 空気感染するのはどれか。　　　　　　　　　　　　　　　　　（第100回）
1. 結核菌
2. 腸管出血性大腸菌
3. ヒト免疫不全ウイルス〈HIV〉
4. メチシリン耐性黄色ブドウ球菌〈MRSA〉

[   ]

Q54 循環式浴槽の水質汚染によって発生するのはどれか。　　　　　　（第103回）
1. B型肝炎
2. マラリア
3. レジオネラ肺炎
4. 後天性免疫不全症候群〈AIDS〉

[   ]

Q55 感染症と感染経路の組合せで正しいのはどれか。　　　　　　　（第110回）
1. 結核　←→　接触感染
2. 麻疹　←→　空気感染
3. マラリア　←→　飛沫感染
4. インフルエンザ　←→　経口感染

[   ]

Q56 院内感染の観点から、多剤耐性に注意すべきなのはどれか。 （第107回）
1．ジフテリア菌
2．破傷風菌
3．百日咳菌
4．コレラ菌
5．緑膿菌

[　　　　　]

Q57 チアノーゼの際に増加しているのはどれか。 （第100回）
1．直接型ビリルビン
2．間接型ビリルビン
3．酸化ヘモグロビン
4．還元ヘモグロビン

[　　　　　]

Q58 チアノーゼを最も観察しやすいのはどれか。 （第99回）
1．口　唇
2．耳　介
3．頭　皮
4．眼　球

[　　　　　]

Q59 次のうち誤っているのはどれか。
1．狭心症では、胸部不快感や前胸部痛を生じることがある。
2．狭心症の発作時間は、数時間に及ぶことが多い。
3．狭心症では通常、心筋の壊死はみられず、血清中の心筋逸脱酵素活性は上昇しない。
4．狭心症の原因としては、冠動脈硬化やれん縮などがある。

[　　　　　]

Q60 急性左心不全の症状はどれか。（第103回）
1．肝腫大
2．呼吸困難
3．下腿浮腫
4．頸静脈怒張

[　　　　　]

Q61 肥大型心筋症について正しいのはどれか。 （第112回）
1．ウイルス感染が主な病因である。
2．拡張障害が問題となる。
3．左室内腔は拡大する。
4．弁膜に肥厚を認める。

[　　　　　]

Q62 急性大動脈解離について正しいのはどれか。 （第107回）
1．大動脈壁の外膜が解離する。
2．診断には造影剤を用いないCT検査を行う。
3．Stanford〈スタンフォード〉分類B型では緊急手術を要する。
4．若年者ではMarfan〈マルファン〉症候群の患者にみられることが多い。

[　　　　　]

Q63 閉塞性動脈硬化症〈ASO〉について正しいのはどれか。 （第110回）
1．橈骨動脈に好発する。
2．粥状硬化が原因である。
3．末梢血流量が増加する。
4．歩行によって痛みが改善する。
5．中小動脈の非化膿性炎症で生じる。

[　　　　　]

Q64 解離性大動脈瘤の破裂直後に出血性ショックとなった患者の症状として正しいのはどれか。 （第111回）
1．黄　疸
2．浮　腫
3．顔面紅潮
4．呼吸不全

[　　　　　]

Q65 動脈硬化症の粥腫形成に関与するのはどれか。2つ選べ。 （第111回）
1．Langerhans〈ランゲルハンス〉細胞
2．メサンギウム細胞
3．血管内皮細胞
4．肥満細胞
5．泡沫細胞

[　　　　　]

Q66 僧帽弁狭窄症について正しいのはどれか。

(第112回)

1. 弁口面積が拡大する。
2. 左心房内圧が上昇する。
3. 狭心痛を合併することが多い。
4. 弁尖の先天的な3尖化が原因となる。
5. 胸骨右縁第2肋間で心雑音を聴取する。

[　　　　]

Q67 次のうち正しいのはどれか。

1. 気管支肺炎では肺胞隔壁に炎症細胞の浸潤を
みる。
2. 蜂窩肺は通常気管支肺炎に伴って発症する。
3. 間質性肺炎は、肺炎球菌、レンサ球菌などが
病原菌となる。
4. マイコプラズマ感染では、しばしば肺炎の発
症を示す。

[　　　　]

Q68 次のうち正しい組み合わせはどれか。

```
a. 原虫は、肺炎の原因とはならない。
b. ウイルス感染や薬剤の一部は、間質性肺炎
   の原因となる。
c. 間質性肺炎は、肺胞壁を含む間質部に炎症
   がみられる。
d. 誤嚥による肺炎は、間質性肺炎の形態を示
   すことが多い。
```

1. a、b　　　　2. a、d　　　　3. b、c
4. c、d

[　　　　]

Q69 次のうち正しいのはどれか。

1. 扁平上皮癌は、細気管支に好発する。
2. 大細胞癌は、気管に好発する。
3. 小細胞癌の予後は、良好である。
4. 腺癌は、肺野末梢に好発する。

[　　　　]

Q70 肺癌について正しいのはどれか。

(第103回)

1. 腺癌は小細胞癌より多い。
2. 女性の肺癌は扁平上皮癌が多い。
3. 腺癌は肺門部の太い気管支に好発する。
4. 扁平上皮癌の腫瘍マーカーとしてCEAが用
いられる。

[　　　　]

Q71 喫煙年数の他に、喫煙指数（ブリンクマン
指数）を決定するのはどれか。(第101回)

1. 喫煙開始年齢
2. 受動喫煙年数
3. 家庭内の喫煙者数
4. 1日の平均喫煙本数

[　　　　]

Q72 職業性疾病はどれか。　　　　(第97回)

1. 骨　折
2. じん肺
3. 高血圧症
4. パーキンソン病

[　　　　]

Q73 アスベストが原因となる職業性疾病はどれ
か。　　　　(第98回)

1. 皮膚炎
2. 腰痛症
3. 中皮腫
4. 胃潰瘍

[　　　　]

Q74 慢性閉塞性肺疾患について正しいのはどれ
か。　　　　(第106回)

1. 残気量は減少する。
2. ％肺活量の低下が著明である。
3. 肺コンプライアンスは上昇する。
4. 可逆性の気流閉塞が特徴である。

[　　　　]

Q75 小細胞癌で正しいのはどれか。（第109回）
1．患者数は非小細胞癌より多い。
2．肺末梢側に発生しやすい。
3．悪性度の低い癌である。
4．治療は化学療法を行う。

[　　　　　]

Q76 成人の急性扁桃炎の原因となる菌はどれか。
（第109回）
1．百日咳菌〈Bordetella pertussis〉
2．黄色ブドウ球菌〈Staphylococcus aureus〉
3．インフルエンザ菌〈Haemophilus influenzae〉
4．ヘリコバクター・ピロリ〈Helicobacter pylori〉

[　　　　　]

Q77 大腸癌の代表的な血行性転移先はどこか。
1．肝　臓
2．肺
3．副　腎
4．食　道

[　　　　　]

Q78 食中毒の原因となるのはどれか。（第99回）
1．セラチア
2．レジオネア
3．ヘリコバクター
4．カンピロバクター

[　　　　　]

Q79 次のうち誤っているのはどれか。
1．胃炎では、粘膜の萎縮をみることがある。
2．胃潰瘍の多くは、胃の大弯に発生する。
3．胃粘膜より分泌される粘液や粘膜血流は、胃
　潰瘍に対する防御因子となる。
4．穿孔性胃潰瘍は、手術適応となる。

[　　　　　]

Q80 次のうち誤っているのはどれか。
1．早期胃癌の肉眼分類としてボールマン分類が
　使用される。
2．早期胃癌に対しては、内視鏡的切除を行う場
　合がある。
3．胃癌ではCEA、CA19-9などの腫瘍マーカー
　の上昇をみる。
4．胃壁より平滑筋肉腫が発生する。

[　　　　　]

Q81 胃癌について誤っているのはどれか。
1．早期癌の浸潤は、筋層までである。
2．進行癌では、リンパ節転移が多くみられる。
3．ボールマン4型は、びまん浸潤型である。
4．組織型では、腺癌が多い。

[　　　　　]

Q82 黄疸で黄染を確認しやすい部位はどれか。
（第103回）
1．歯
2．毛　髪
3．爪　床
4．眼球結膜

[　　　　　]

Q83 経口感染する肝炎はどれか。　（第101回）
1．A型肝炎
2．B型肝炎
3．C型肝炎
4．D型肝炎

[　　　　　]

Q84 B型肝炎と比べたC型肝炎の特徴について
　　　正しいのはどれか。　（第103回）
1．劇症化しやすい。
2．性行為による感染が多い。
3．無症状のまま慢性化しやすい。
4．ワクチン接種による感染予防対策がある。

[　　　　　]

Q85 肝硬変でみられる検査所見はどれか。2つ選べ。　　　　　　　　（第103回）

1．血小板増多
2．尿酸値上昇
3．血清アルブミン値低下
4．血中アンモニア値上昇
5．プロトロンビン時間短縮

[　　　　　]

Q86 血液感染するのはどれか。　（第97回）

1．結核
2．A型肝炎
3．B型肝炎
4．インフルエンザウイルス感染症

[　　　　　]

Q87 右季肋部の疝痛発作を特徴とする疾患はどれか。　　　　　　　　　（第101回）

1．胃　癌
2．腸閉塞
3．胆石症
4．十二指腸潰瘍

[　　　　　]

Q88 胃癌についての組合せで正しいのはどれか。　　　　　　　　　　（第103回）

1．腎臓転移――――――ウィルムス腫瘍
2．肝臓転移――――――シュニッツラー転移
3．卵巣転移――――――クルーケンベルグ腫瘍
4．胃周囲リンパ節転移―ウィルヒョウ転移

[　　　　　]

Q89 頻回の嘔吐で起こりやすいのはどれか。　　　　　　　　　　　　（第100回）

1．脱　水
2．貧　血
3．アシドーシス
4．低カリウム血症

[　　　　　]

Q90 潰瘍性大腸炎と比べたクローン病の特徴について正しいのはどれか。2つ選べ。
　　　　　　　　　　　　　　　（第103回）

1．悪性化の頻度は低い。
2．瘻孔を併発しやすい。
3．初発症状は粘血便である。
4．炎症は大腸に限局している。
5．好発年齢は50歳以上である。

[　　　　　]

Q91 ウイルス性肝炎の起炎ウイルスでDNAウイルスはどれか。　　　　　（第110回）

1．A型肝炎ウイルス
2．B型肝炎ウイルス
3．C型肝炎ウイルス
4．E型肝炎ウイルス

[　　　　　]

Q92 胃食道逆流症について正しいのはどれか。2つ選べ。　　　　　　　（第106回）

1．食道の扁平上皮化生を起こす。
2．上部食道括約筋の弛緩によって生じる。
3．食道炎の程度と症状の強さが一致する。
4．プロトンポンプ阻害薬が第一選択の治療法である。
5．Barrett〈バレット〉上皮は腺癌の発生リスクが高い。

[　　　　　]

Q93 潰瘍性大腸炎の特徴で正しいのはどれか。2つ選べ。　　　　　　　（第106回）

1．遺伝性である。
2．直腸に好発する。
3．縦走潰瘍が特徴である。
4．大腸癌の危険因子である。
5．大量の水様性下痢が特徴である。

[　　　　　]

Q94 成人の鼠径ヘルニアで正しいのはどれか。
　　　　　　　　　　　　　　　（第108回）

1．内鼠径ヘルニアと外鼠径ヘルニアに分けられる。
2．患者の男女比は約1：3である。
3．やせている人に多い。
4．保存的治療を行う。

[　　　　　]

Q95 食道癌で正しいのはどれか。2つ選べ。
(第109回)

1. 女性に多い。
2. 日本では腺癌が多い。
3. 放射線感受性は低い。
4. 飲酒は危険因子である。
5. 胸部中部食道に好発する。

[　　　]

Q96 舌癌について正しいのはどれか。
(第111回)

1. 癌全体に対する発症頻度は約10％である。
2. 発症年齢は20歳代が多い。
3. 好発部位は舌尖である。
4. 浸潤は起こさない。
5. 扁平上皮癌が多い。

[　　　]

Q97 Aさん（48歳、男性、会社員）は、大量の飲酒の後、急激な上腹部痛と背部痛を訴え、救急外来を受診し、急性膵炎と診断された。Aさんの救急外来受診時の血液検査結果で予測されるのはどれか。
(第110回)

1. 血小板数の増加
2. 血清LDH値の低下
3. 血清γ-GTP値の低下
4. 血清アミラーゼ値の上昇
5. 血清カルシウム値の上昇

[　　　]

Q98 肝硬変におけるChild-Pugh〈チャイルド-ピュー〉分類の判定項目はどれか。2つ選べ。
(第110回)

1. プロトロンビン時間
2. 血清アルブミン値
3. 血中アンモニア値
4. 血小板数
5. 尿酸値

[　　　]

Q99 急性胆管炎の代表的な3症状を示すCharcot〈シャルコー〉3徴に含まれるのはどれか。2つ選べ。
(第111回)

1. 黄疸
2. 嘔吐
3. 下痢
4. 発熱
5. 意識障害

[　　　]

Q100 重度の肝硬変で基準値よりも低い値を示す血液検査項目はどれか。
(第112回)

1. 血清アルブミン〈Alb〉
2. 血清ビリルビン〈Bil〉
3. 血中アンモニア〈NH3〉
4. プロトロンビン時間〈PT〉

[　　　]

Q101 尿中にベンス・ジョーンズタンパクが検出される疾患はどれか。

1. 多発性骨髄腫
2. 急性骨髄性白血病
3. 再生不良性貧血
4. 紫斑病

[　　　]

Q102 貧血の診断に用いられるのはどれか。
(第100回)

1. ヘモグロビン濃度
2. 収縮期血圧
3. 血糖値
4. 尿酸値

[　　　]

Q103 鉄欠乏性貧血でみられる症状はどれか。
(第98回)

1. 動悸
2. 発熱
3. 黄疸
4. 感覚過敏

[　　　]

Q104 ウイルスが原因で発症するのはどれか。

(第103回)

1. 血友病
2. 鉄欠乏性貧血
3. 再生不良性貧血
4. 成人T細胞白血病〈ATL〉

[　　　　　]

Q105 末梢血液中の（　　　）が低下した状態を貧血という。（　　　）に入るのはどれか。

(第102回)

1. 血漿量
2. 血小板数
3. アルブミン濃度
4. ヘモグロビン濃度

[　　　　　]

Q106 鉄欠乏性貧血の症状または所見として考えられるのはどれか。2つ選べ。

(第102回)

1. 動　悸
2. 匙状爪
3. ほてり感
4. 運動失調
5. 皮膚の紅潮

[　　　　　]

Q107 次のうち正しいのはどれか。

1. 慢性リンパ性白血病は、小児に最も多く発生する。
2. 急性リンパ性白血病では、白血病細胞内にアウエル小体の出現をみる。
3. 骨髄腫は、形質細胞由来の腫瘍である。
4. 慢性骨髄性白血病では、末梢血中の顆粒球が減少する。

[　　　　　]

Q108 急性骨髄性白血病の検査所見で正しいのはどれか。

(第109回)

1. 赤血球数が増加する。
2. 血小板数が増加する。
3. 白血球分画に白血病裂孔を認める。
4. ミエロペルオキシダーゼ反応陽性が3％未満である。

[　　　　　]

Q109 多発性骨髄腫で腫瘍化しているのはどれか。

(第112回)

1. B細胞
2. T細胞
3. 形質細胞
4. 造血幹細胞

[　　　　　]

Q110 次のうち誤っているのはどれか。

1. 糸球体腎炎の一部では、腎臓の糸球体毛細血管壁の肥厚をみる。
2. 急性糸球体腎炎の原因菌は、ブドウ球菌である。
3. 糸球体腎炎の多くは、抗原抗体反応によるとされている。
4. 腎盂腎炎は大腸菌や緑膿菌などの感染によって起こる。

[　　　　　]

Q111 腎不全で低下を示すものはどれか。

1. カリウム
2. ナトリウム
3. 尿素窒素
4. クレアチニン

[　　　　　]

Q112 次のうち誤っているのはどれか。

1. 腎結核症では、腎実質および腎盂内に乾酪壊死をみる。
2. ネフローゼ症候群は、糸球体基底膜の透過性が低下するため尿中にタンパク質が排出される。
3. ネフローゼ症候群でみられる浮腫は、低タンパク血症によって起こる。
4. 急性腎不全は、原因により腎前性、腎性、腎後性に分類される。

[　　　　　]

Q113 小児に好発する腎臓の疾患はどれか。

1. 水腎症
2. 腎硬化症
3. 腎不全
4. ウィルムス腫瘍

[　　　　　]

Q114 次のうち<u>誤って</u>いるのはどれか。
1. 腎細胞癌の（グラヴィツ腫瘍）の3大症状は血尿、腫瘤、疼痛である。
2. ウイルムス腫瘍の転移は、まれである。
3. 前立腺癌には、抗男性ホルモン療法が有効である。
4. 膀胱腫瘍の初発症状は無症候性血尿が多い。
[　　　　　]

Q115 乏尿はどれか。　　　　　　（第101回）
1. 1日の尿量が少ない。
2. 尿意が乏しい。
3. 排尿痛がない。
4. 尿比重が低い。
[　　　　　]

Q116 成人の乏尿の基準はどれか。　（第98回）
1. 100mL/日以下
2. 200mL/日以下
3. 300mL/日以下
4. 400mL/日以下
[　　　　　]

Q117 成人の1日の平均尿量はどれか。
（第103回）
1. 100mL以下
2. 200mL～400mL
3. 1,000mL～1,500mL
4. 3,000mL以上
[　　　　　]

Q118 腎盂腎炎について正しいのはどれか。
（第103回）
1. 両腎性である。
2. 初尿を用いて細菌培養を行う。
3. 肋骨脊柱角の叩打痛が特徴である。
4. 原因菌はグラム陽性球菌が多い。
[　　　　　]

Q119 透析導入患者の原疾患として最も多いのはどれか。　　　　（第102回）
1. 慢性糸球体腎炎
2. 多発性嚢胞腎
3. ループス腎炎
4. 糖尿病性腎症
5. 腎硬化症
[　　　　　]

Q120 高カリウム血症の患者でみられるのはどれか。　　　　（第108回）
1. Trousseau〈トルソー〉徴候
2. 心電図でのT波の増高
3. 腸蠕動音の低下
4. 四肢の麻痺
[　　　　　]

Q121 慢性腎不全によって起こるのはどれか。2つ選べ。　　　　（第105回）
1. 低血圧
2. 低リン血症
3. 低カリウム血症
4. 低カルシウム血症
5. 代謝性アシドーシス
[　　　　　]

Q122 過活動膀胱の説明で正しいのはどれか。
（第105回）
1. 尿意切迫感がある。
2. 失禁することはない。
3. 水分を制限して治療する。
4. 50歳台の有病率が最も高い。
[　　　　　]

Q123 水腎症の原因で正しいのはどれか。2つ選べ。　　　　（第105回）
1. 前立腺癌
2. 陰嚢水腫
3. ループス腎炎
4. 神経因性膀胱
5. 腎アミロイドーシス
[　　　　　]

Q124 成人の急性腎盂腎炎で正しいのはどれか。

(第109回)

1．男性に多い。
2．両腎性が多い。
3．初尿を用いて細菌培養を行う。
4．原因菌はGram〈グラム〉陰性桿菌が多い。

[　　　　　]

Q125 膀胱癌について正しいのはどれか。

(第110回)

1．女性に多い。
2．尿路上皮癌より腺癌が多い。
3．経尿道的生検によって治療法を決定する。
4．表在性の癌に対して膀胱全摘除術が行われる。

[　　　　　]

Q126 次のうち誤っているのはどれか。

1．トリコモナス腟炎は、外陰部の洗浄で治癒し再発は少ない。
2．カンジダ腟炎は、抗生物質の長期使用時に発症しやすい。
3．デーデルライン桿菌は、グリコーゲンを乳酸に変え腟内の感染を予防する。
4．老人性腟炎は、卵巣からのエストロゲンの分泌が低下するために発症する。

[　　　　　]

Q127 次のうち誤っているのはどれか。

1．子宮内膜増殖症は、プロゲステロン過剰状態によって起こる。
2．外子宮内膜症は、主に卵巣にみられ、チョコレート囊胞を形成する。
3．子宮に発生する良性腫瘍で最も多いものは、子宮筋腫である。
4．子宮筋腫は、不正性器出血、月経異常などを主症状とする。

[　　　　　]

Q128 次のうち誤っているのはどれか。

1．乳癌は、腋窩リンパ節に転移しやすい、
2．子宮癌は、子宮体部に発症しやすい。
3．乳癌のホルモン療法として卵巣摘出術を行うことがある。
4．乳癌には、ホルモン療法が有効である。

[　　　　　]

Q129 前立腺癌について正しいのはどれか。

(第111回)

1．肺転移の頻度は低い。
2．血清PSA値が高値となる。
3．患者の多くは60歳未満である。
4．テストステロン補充療法が行われる。

[　　　　　]

Q130 乳癌の検査で侵襲性が高いのはどれか。

(第107回)

1．触　診
2．細胞診
3．MRI検査
4．超音波検査
5．マンモグラフィ

[　　　　　]

Q131 萎縮性腟炎に伴う状態について正しいのはどれか。

(第105回)

1．性交痛
2．白色の帯下
3．腟壁の肥厚化
4．腟の自浄作用の亢進
5．エストロゲン分泌の増加

[　　　　　]

Q132 エストロゲン低下によって更年期の女性に起こるのはどれか。

(第109回)

1．骨量の低下
2．内臓脂肪の減少
3．脳血流量の増加
4．HDLコレステロールの上昇

[　　　　　]

Q133 次のうち誤っているのはどれか。

1．副甲状腺機能低下症では、血清中のカルシウム減少がみられテタニーを生じる。
2．テタニーとは、神経・筋の易興奮性状態であり、助産師手位などを示す。
3．クッシング症候群では、満月様顔貌、体幹部の肥満、高血圧などを示す。
4．副腎皮質機能亢進症の代表的な疾患は、アジソン病である。

[　　　　　]

Q134 次のうち誤っている組み合わせはどれか。

1．尿崩症—————————多　尿
2．褐色細胞腫—————————発作性高血圧
3．クッシング症候群—満月様顔貌
4．バセドウ病—————————テタニー

[　　　　　]

Q135 糖尿病の診断指標となるのはどれか。

（第98回）

1．尿酸値
2．HbA1c
3．赤血球沈降速度
4．プロトロンビン時間

[　　　　　]

Q136 ストレス下で分泌されるホルモンはどれ
か。　　　　　　　　　（第99回）

1．カルシトニン
2．アドレナリン
3．バソプレシン
4．エリスロポエチン

[　　　　　]

Q137 閉経前と比べ閉経後に低下するホルモンは
どれか。　　　　　　　（第103回）

1．卵胞ホルモン
2．黄体形成ホルモン〈LH〉
3．卵胞刺激ホルモン〈FSH〉
4．副腎皮質刺激ホルモン〈ACTH〉

[　　　　　]

Q138 二次性高血圧症の原因となるホルモンはど
れか。　　　　　　　　（第109回）

1．アルドステロン
2．ソマトスタチン
3．グルカゴン
4．メラトニン

[　　　　　]

Q139 Cushing〈クッシング〉症候群の成人女性
患者にみられるのはどれか。　（第110回）

1．貧　血
2．月経異常
3．体重減少
4．肝機能低下

[　　　　　]

Q140 褐色細胞腫でみられるのはどれか。

（第110回）

1．高血糖
2．中心性肥満
3．満月様顔貌
4．血清カリウム濃度の低下
5．副腎皮質ホルモンの産生の亢進

[　　　　　]

Q141 下垂体腺腫について正しいのはどれか。

（第107回）

1．褐色細胞腫が最も多い。
2．トルコ鞍の狭小化を認める。
3．典型的な視野障害として同名半盲がある。
4．代表的な外科治療として経鼻的な経蝶形骨洞
法による下垂体切除術がある。

[　　　　　]

Q142 次のうち誤っているのはどれか。

1．脳内出血の多くは、高血圧性出血である。
2．脳動静脈奇形は、クモ膜下出血の原因となる。
3．脳梗塞は日中活動時に出現することが多い。
4．硬膜下血腫とは、硬膜とクモ膜の間に血液が
貯留する状態である。

[　　　　　]

Q143 脳腫瘍のうち頻度が最も高いのはどれか。

1．神経膠腫
2．髄膜腫
3．神経鞘腫
4．髄芽腫

[　　　　　]

Q144 クモ膜下出血の原因で最も多いものはどれか。
1. 高血圧出血
2. 脳動脈瘤の破裂
3. 脳血栓
4. 外 傷

[　　　　　　]

Q145 次のうち正しいのはどれか。
1. パーキンソン病では、大脳皮質の変性が認められる。
2. アルツハイマー病では、大脳の萎縮が認められる。
3. 筋萎縮性側索硬化症では、眼球運動の障害が初発症として認められる。
4. 多発性硬化症は、高齢者に多く発病する。

[　　　　　　]

Q146 次のうち誤っている組み合わせはどれか。
1. クモ膜下出血―――――――激しい頭痛
2. パーキンソン病―――――――羽ばたき振戦
3. 進行性筋ジストロフィー―――下腿筋の仮性肥大
4. 重症筋無力症―――――――眼瞼下垂

[　　　　　　]

Q147 頭蓋内で神経鞘腫が発生しやすい神経はどこか。
1. 三叉神経
2. 第Ⅷ脳神経
3. 第Ⅳ神経
4. 動眼神経

[　　　　　　]

Q148 高血圧性脳出血で最も頻度の高い出血部位はどれか。 （第102回）
1. 被 殻
2. 視 床
3. 小 脳
4. 橋

[　　　　　　]

Q149 クモ膜下出血の成因で最も多いのはどれか。 （第112回）
1. 外 傷
2. 脳腫瘍
3. 脳動脈瘤
4. 脳動静脈奇形

[　　　　　　]

Q150 頭部CTを別に示す。出血部位について正しいのはどれか。 （第105回）
1. 皮下組織
2. 硬膜外腔
3. クモ膜下腔
4. 脳実質内
5. 脳室内

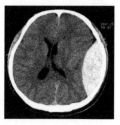

[　　　　　　]

Q151 Alzheimer〈アルツハイマー〉病で正しいのはどれか。 （第111回）
1. 基礎疾患として高血圧症が多い。
2. アミロイドβタンパクが蓄積する。
3. 初期には記銘力障害はみられない。
4. MRI所見では前頭葉の萎縮が特徴的である。
5. 脳血流シンチグラフィ所見では頭頂葉の血流増加がある。

[　　　　　　]

Q152 Guillain-Barré〈ギラン・バレー〉症候群で正しいのはどれか。 （第110回）
1. 若年者に多い。
2. 遺伝性疾患である。
3. 骨格筋に病因がある。
4. 症状に日内変動がある。
5. 抗ガングリオシド抗体が出現する。

[　　　　　　]

Q153 上位運動ニューロン徴候および下位運動
ニューロン徴候の有無について表に示す。
筋萎縮性側索硬化症〈ALS〉において正し
いのはどれか。　　　　　　（第111回）

1．a
2．b
3．c
4．d

		下位運動ニューロン徴候	
		あり	なし
上位運動ニューロン徴候	あり	a	b
	なし	c	d

[　　　　　]

Q154 細菌性髄膜炎の症状はどれか。
　　　　　　　　　　　　　　　（第109回）

1．羞　明
2．羽ばたき振戦
3．Raynaud〈レイノー〉現象
4．Blumberg〈ブルンベルグ〉徴候

[　　　　　]

Q155 もやもや病で正しいのはどれか。2つ選べ。
　　　　　　　　　　　　　　　（第109回）

1．指定難病ではない。
2．遺伝的要因は関与しない。
3．病変はくも膜下腔にある。
4．進行性の脳血管閉塞症である。
5．ウイルス感染によって誘発される。

Q156 重症筋無力症について正しいのはどれか。
　　　　　　　　　　　　　　　（第103回）

1．筋肉の障害に起因する。
2．手術療法は甲状腺摘出である。
3．特徴的な症状は眼瞼下垂である。
4．クリーゼが発症した時は抗コリンエステラー
ゼ薬を投与する。

[　　　　　]

Q157 重症筋無力症で正しいのはどれか。
　　　　　　　　　　　　　　　（第109回）

1．男性に多い。
2．心肥大を生じる。
3．朝に症状が強くなる。
4．自己免疫疾患である。
5．70歳以上に好発する。

[　　　　　]

Q158 幻肢痛について正しいのはどれか。
　　　　　　　　　　　　　　　（第111回）

1．術前から発症する。
2．抗うつ薬は禁忌である。
3．細菌感染が原因である。
4．切断し喪失した部位に生じる。

[　　　　　]

Q159 成人のばね指で正しいのはどれか。
　　　　　　　　　　　　　　　（第112回）

1．男性に多い。
2．原因は腱の炎症である。
3．好発部位は示指である。
4．積極的にストレッチを行う。

[　　　　　]

Q160 変形性膝関節症について正しいのはどれ
か。　　　　　　　　　　　　（第112回）

1．男性に多い。
2．第一選択は手術療法である。
3．変形性関節症の中で2番目に多い。
4．二次性のものが一次性のものより多い。
5．経時的に進行して10年で半数が悪化する。

[　　　　　]

Q161 網膜剥離について正しいのはどれか。2つ
選べ。　　　　　　　　　　　（第107回）

1．確定診断のために眼底検査を行う。
2．前駆症状として光視症がみられる。
3．初期症状として夜盲がみられる。
4．失明には至らない。
5．若年者に好発する。

[　　　　　]

Q162 緑内障について正しいのはどれか。2つ選べ。 (第112回)
1. 眼球が突出する。
2. 視神経が萎縮する。
3. 硝子体が混濁する。
4. 眼底に出血がみられる。
5. 眼圧の上昇が原因となる。
[   ]

Q163 帯状疱疹について正しいのはどれか。 (第112回)
1. 運動神経麻痺は生じない。
2. 感染の既往として水痘がある。
3. ウイルスは発症後1か月で消滅する。
4. 単純ヘルペスウイルスの感染が原因である。
[   ]

Q164 関節リウマチで起こる主な炎症はどれか。 (第103回)
1. 滑膜炎
2. 骨髄炎
3. 骨軟骨炎
4. 関節周囲炎
[   ]

Q165 Sjögren〈シェーグレン〉症候群について正しいのはどれか。 (第107回)
1. 網膜炎を合併する。
2. 男女比は1対1である。
3. 主症状は乾燥症状である。
4. 抗核抗体の陽性率は30%程度である。
[   ]

Q166 皮膚筋炎の皮膚症状はどれか。 (第111回)
1. 環状紅斑
2. 蝶形紅斑
3. ディスコイド疹
4. ヘリオトロープ疹
[   ]

Q167 関節リウマチで起こる主な炎症はどれか。 (第110回)
1. 滑膜炎
2. 血管炎
3. 骨髄炎
4. 骨軟骨炎
5. 関節周囲炎
[   ]

Q168 味覚障害の原因となるのはどれか。 (第103回)
1. 亜鉛欠乏
2. リン欠乏
3. カリウム欠乏
4. マグネシウム欠乏
[   ]

Q169 ビタミンの欠乏とその病態との組合せで正しいのはどれか。 (第105回)
1. ビタミンA——壊血病
2. ビタミンB₁——代謝性アシドーシス
3. ビタミンC——脚気
4. ビタミンD——悪性貧血
5. ビタミンE——出血傾向
[   ]

Q170 Ménière〈メニエール〉病で正しいのはどれか。 (第109回)
1. 伝音性難聴を伴う。
2. めまいは回転性である。
3. 発作期に外科治療を行う。
4. 蝸牛の機能は保たれている。
[   ]

141

ステップアップ病理学ノート
第2版

編著者	えぐちまさのぶ 江口正信
発行人	中村雅彦
発行所	株式会社サイオ出版
	〒101-0054
	東京都千代田区神田錦町 3-6　錦町スクウェアビル 7 階
	TEL 03-3518-9434　FAX 03-3518-9435

カバーデザイン	Anjelico
DTP	マウスワークス
本文イラスト	株式会社日本グラフィックス
印刷・製本	株式会社朝陽会

2015 年 3 月 25 日　第 1 版第 1 刷発行	ISBN 978-4-86749-019-8　　Ⓒ Masanobu Eguchi
2024 年 3 月 10 日　第 2 版第 1 刷発行	●ショメイ：ステップアップビョウリガクノートダイニハン
	乱丁本、落丁本はお取り替えします。

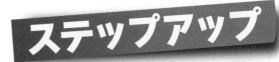

ステップアップ
病理学ノート

第2版
別冊 解答解説

scio
Publishers Inc.

サイオ出版

解 答

Chapter 1　病理学総論

1 病理学とは ▶p.6
①原因、②経過、③結果〔①〜③順不同〕、④形態的、⑤実験、⑥人体

2 病気の原因 ▶p.7
①内因、②一般、③内分泌、④先天、⑤免疫学、⑥生物学、⑦化学、⑧物理、⑨栄養、⑩副作用、⑪医原、⑫医原

3 病理学的検査①病理組織検査 ▶p.8
①生検、②術中迅速、③炎症、④上皮性、⑤非上皮性、⑥肉腫、⑦ヘマトキシリン・エオジン、⑧乾燥、⑨ホルマリン、⑩病理、⑪自家融解、⑫生理食塩、⑬術中迅速

4 病理学的検査②細胞診検査 ▶p.9
①剥離、②擦過、③穿刺吸引、④捺印、⑤陰性、⑥偽陽性、⑦陽性

5 病理学的検査②病理解剖 ▶p.10
①死因、②治療方針、③治療効果〔②③順不同〕、④臨床病理、⑤系統、⑥行政、⑦司法

Chapter 2　先天異常

1 先天異常 ▶p.12
①先天異常、②奇形、③遺伝子

2 遺伝子病 ▶p.12
①優性、②劣性、③フェニルケトン、④精神発達、⑤劣性、⑥筋ジストロフィー

3 配偶子病 ▶p.14
①22、②44、③XY、④XX、⑤46、⑥異常、⑦性染色体、⑧ダウン、⑨21トリソミー、⑩ターナー、⑪クラインフェルター

4 胎芽病・胎児病 ▶p.15
①胎芽、②胎芽、③胎児、④感染、⑤血液型、⑥抗体、⑦抗原抗体、⑧Rh式、⑨ABO式

5 奇形の成り立ち ▶p.15
①発育、②過剰、③融合不全、④位置異常

Chapter 3　循環障害

1 循環 ▶p.16
①血液、②リンパ〔①②順不同〕、③左心室、④大動脈、⑤右心房、⑥右心室、⑦肺動脈、⑧左心房、⑨動脈、⑩静脈、⑪動脈血、⑫静脈血、⑬上腸間膜、⑭脾臓、⑮門脈、⑯側副、⑰静脈瘤、⑱門脈、⑲組織、⑳リンパ、㉑鎖骨下、㉒内頸〔㉑㉒順不同〕

2 出血 ▶p.17
①出血、②破綻、③漏出、④吐血、⑤黒色、⑥潜血〔⑤⑥順不同〕、⑦喀血、⑧血尿、⑨血胸

3 充血とうっ血 ▶p.18
①充血、②うっ血、③生理的、④筋性、⑤炎症性、⑥心機能、⑦チアノーゼ、⑧浮腫

4 血栓 ▶p.18
①血栓、②血管壁、③血液成分、④血流、⑤血栓塞栓

5 塞栓 ▶p.19
①栓子　②血栓塞栓、③腫瘍、④空気、⑤脂肪、⑥播種性血管内凝固、⑦出血傾向、⑧虚血

6 梗塞 ▶p.20
①梗塞、②動脈硬化、③貧血、④出血、⑤敗血症、⑥凝固、⑦融解

7 浮腫(水腫) ▶p.21
①浮腫、②低タンパク、③全身、④肺、⑤眼瞼、⑥腎性、⑦肝硬変、⑧門脈圧、⑨うっ血、⑩陰性、⑪陽性、⑫肺水腫、⑬脳浮腫

8 ショック ▶p.22
①出血、②心原、③敗血症、④外傷、⑤神経原、⑥アナフィラキシー、⑦内分泌、⑧蒼白、⑨虚脱、⑩冷汗、⑪脈拍触知不能、⑫呼吸不全、⑬低下、⑭減少、⑮増加

Chapter 4　物質代謝障害

1 代謝障害 ▶p.24
①物質代謝、②虚血

2 萎縮・肥大 ▶p.24
①容積、②数〔①②順不同〕、③単純、④数的、⑤生理的、⑥栄養障害性、⑦圧迫、⑧廃用性、⑨容積、⑩過形成、⑪機能性、⑫内分泌性

3 変性 ▶p.25
①異常、②生理的、③アミロイド、④続発、⑤原発、⑥硝子、⑦粘液、⑧コロイド、⑨水腫、⑩脂肪、⑪脂肪滴、⑫糖原、⑬インスリン、⑭糖タンパク、⑮動脈硬化、⑯網膜症、⑰腎症、⑱神経障害、⑲ビリルビン、⑳溶血、㉑肝、㉒閉塞

4 壊死 ▶p.26
①壊死、②凝固、③融解、④壊疽

5 再生 ▶p.27
①再生、②生理的、③完全、④不完全、⑤過剰

Chapter 5　炎症

1 炎症の原因 ▶p.28
①病原性微生物、②物理的、③化学的、④自己抗体

う、⑬こうはん、⑭かんさ、⑮じんましん、⑯きょ
ぜつ、⑰こうげん、⑱ひよりみ、⑲のうほう、⑳は
しゅ

問題3 ▶ p.60
①しんのう、②しんせん、③さんせん、④そうぼう、
⑤卵円孔、⑥りゅう、⑦ろうさ、⑧じゅくしゅ、⑨
ちゅうかく、⑩横隔、⑪へんとう、⑫こうとうがい、
⑬えんげ、⑭はいほう、⑮しょう、⑯じゅうかく、
⑰しこつ、⑱ぜんそく、⑲気胸、⑳かんらくえし

問題4 ▶ p.81
①れっこう、②ふんもん、③ゆうもん、④十二指、
⑤肝硬変、⑥すい、⑦好塩基、⑧かりゅう、⑨こつ
ずい、⑩しはん、⑪かんかい、⑫ひしゅ、⑬糸球体、
⑭じんう、⑮原尿、⑯ぼうこう、⑰前立、⑱ばてい、
⑲痛風、⑳結石

問題5 ▶ p.89
①らんそう、②らんかんさい、③おうたい、④ぼう
だい、⑤筋腫、⑥異形成、⑦ほうじょうきたい、⑧
じゅうもう、⑨きょうまく、⑩せいそう、⑪精細管、
⑫こうがん、⑬下垂体、⑭視床下部、⑮甲状、⑯標
的、⑰粘液、⑱ろほう、⑲にょうほう、⑳かっしょ
く

問題6 ▶ p.104
①延髄、②じゅじょう、③じくさく、④せきずい、
⑤のうりょう、⑥こう、⑦ずい、⑧かいはくしつ、
⑨ましん、⑩せきずいろう、⑪認知、⑫しんせん、
⑬かどう、⑭がんぼう、⑮すいたいろ、⑯しんとう、
⑰こうが、⑱しんけいしょう、⑲まひ、⑳さくらん

問題7 ▶ p.110
①ちみつ、②海綿、③かつ、④じんたい、⑤そしょ
う、⑥ふ、⑦軟化、⑧せんだん、⑨はくり、⑩ねん
てん、⑪ふんさい、⑫ちゆ、⑬そけつせいこうしゅ
く、⑭軟骨、⑮肘、⑯しつ、⑰つうふう、⑱仮性、
⑲がんけんかすい、⑳化骨

問題8 ▶ p.115
①水晶、②しょうし、③るいせん、④こうさい、⑤
どうこう、⑥ばくりゅう、⑦さんりゅう、⑧緑内、
⑨白内、⑩結膜、⑪もうまく、⑫がんか、⑬ようし
ん、⑭かんせん、⑮りんせつ、⑯たいせん、⑰ゆう
ぜい、⑱たいじょうほうしん、⑲ゆうきょく、⑳も
うまくが

7

Q1 解答：2
　　血友病Aは、X染色体上の第Ⅷ遺伝子の異常によって生じる単一遺伝子異常である。

Q2 解答：1
　　配偶子病は、染色体自身の異常（数の異常や一部分の欠損）によるもので、常染色体の異常と性染色体の異常に分けられる。

Q3 解答：4
　　心房中隔欠損は左右心房間の心房中隔が欠損した先天性心疾患である。尋常性白斑はメラノサイトの部分的欠失を伴う後天性疾患、急性灰白髄炎は小児のポリオウイルス感染によって引き起こされる脊髄性小児麻痺、重症筋無力症はアセチルコリン受容体に対する自己抗体による自己免疫性疾患である。

Q4 解答：1
　　伴性劣性遺伝病は性染色体の異常で起こり（伴性）、正常遺伝子が1つでもあれば発症しない（劣性）遺伝病である。女性ではX染色体2本に、男性では1本のX染色体に異常がみられた場合に発症する。血友病Aと血友病Bは伴性劣性遺伝（X連鎖劣性遺伝）で発症する。ダウン症候群は常染色体である第21番染色体のトリソミーにより発症する。先天性風疹症候群は、妊娠初期の胎児の風疹ウイルス感染により起こる心疾患や難聴、失明などの先天的障害である。フェニルケトン尿症は常染色体劣性遺伝によって発症するフェニルアラニン先天性代謝異常である。血友病Cは、常染色体優性遺伝により発症する。

Q5 解答：3
解説：ダウン症候群は常染色体である第21番染色体のトリソミーによって引き起こされる配偶子病である。扁平な頭蓋や顔貌、耳介の形成異常や手掌の猿線などの形態的特徴を示し、知能障害が見られる。心奇形や急性骨髄性白血病の発生頻度も高い。第13番染色体のトリソミーはパトー症候群（Patau syndrome）、第18番染色体のトリソミーはエドワーズ症候群（Edwards syndrome）である。

Q6 解答：1
　　疾病の原因は病因とよばれ、病因は「外因」と「内因」に分けられる。外因は体外から作用して疾病を引き起こす因子であり、温度などの物理的因子、薬物などの化学的因子、細菌などの生物学的因子の他、体内に摂取された栄養素が過剰または不足に陥る栄養的因子が含まれる。内因は体内にあって疾病を引き起こす因子であり、年齢や性別などの生理的素因、アレルギー体質や易感染性など個人的素因である病理的素因の他、遺伝子や染色体異常なども内因とされている。免疫複合体は組織へ沈着して炎症を起こし、全身性エリテマトーデスや糸球体腎炎などの病因となるため、内因とされる。

Q7 解答：2
　　ファロー四徴症は肺動脈狭窄、心室中隔欠損、大動脈騎乗、右室肥大の4つの奇形からなるチアノーゼ型の先天性心疾患である。インフルエンザ脳症は幼児（1〜5歳）がインフルエンザに罹患して神経症状をきたす疾患、気管支喘息はIgEに関連するⅠ型アレルギー反応により発作性呼吸困難をきたす疾患。腎結石は尿中成分の濃度上昇や尿の生化学的性状の変化により腎臓への結晶析出をみる疾患である。

Q8 解答：1
　　生まれつき何らかの身体的異常をもつことを先天異常とよび、その原因としては遺伝要因と環境要因に大きく分けられる。遺伝要因では染色体異常と遺伝子異常があり、環境要因としては妊娠中の放射線暴露、薬品・環境化学物質による汚染、感染症（風疹、トキソプラズマ感染）、母体の代謝異常（糖尿病、葉酸欠乏など）がある。遺伝要因と環境要因が複合したものもある。
1. 軟骨無形成症（achondroplasia）は軟骨性骨化の異常により、長管骨の成長が障害され、四肢短縮型低身長を示す。線維芽細胞増殖因子受容体3（FGFR3）遺伝子異常が原因とされる。
2. Turner〈ターナー〉症候群はXモノソミー（45、X）を示す、性染色体異常症の代表的な疾患であり、出生女児約2500人に1人の発生頻度を示し、外見は女性であるが、低身長と二次性徴欠如を呈する。
3. Klinefelter〈クラインフェルター〉症候群はX染色体が過剰な（47、XXY）の核型を示すことが多く、出生男児約600人に1人の発生頻度を示し、手足の長い痩せ型で高身長を示し、精巣は小さく不妊を主訴とする。
4. Pierre Robin〈ピエール・ロバン〉症候群は小顎症を示し、U字形の軟口蓋裂と舌根沈下による上気道閉塞を示し、伝音難聴をみることもある。子宮内での胎児頭位が過度に前屈し、オトガイが胸骨に圧迫され、小下顎症が起こると考えられている。

Q9 解答：3
　　局所の充血では動脈血の流入により、鮮紅色を呈する。温度の上昇や膨隆・拍動を認めるが、炎症性の充血を除いて一過性の変化であり、もとの状態に戻る（可逆性の変化である）。充血には自律神経が重要な働きをする。

Q10 解答：3、5
　　出血傾向は、血管や血小板、凝固・線溶因子系とそれぞれに対する阻止因子の量的・質的異常により出現する。血液・造血器疾患のスクリーニングとしての血液一般検査に加え、出血傾向の原因を確認するため、活性化部分トロンボプラスチン時間〈APTT〉やプロトロンビン時間〈PT〉、フィブリノゲン定量などの検査が追加して行われる。

Q11 解答：3
　　ショックとは末梢組織への血液量が高度に減少することにより、生理機能が障害される状態をいい、進行すると死に至る。出血性ショックでは体内にあるいは体外への大量出血を伴うため、中心静脈圧は低下する。

Q12 解答：4
　　心原性ショックは心筋梗塞や心内膜炎などによる血圧の進行性低下によって引き起こされる微小循環系の障害および酸素欠乏による虚脱である。症状は血圧低下、冷感、蒼白、乏尿、意識低下、脈拍数の増加や脈拍の触知不能をきたす。

Q13 解答：3
　　a．赤色血栓とは血管壁に赤血球が凝集し付着する状態をいう。白血球や線維素が付着した状態は、白色血栓とよぶ。
　　d．播種性血管内凝固症候群では、全身の毛細血管内に微小血栓（フィブリン血栓）の形成が起こり、凝固因子・血小板の消費による出血傾向や臓器の循環不全による虚血性変化を起こす。そのため血小板は、減少する。

Q14 解答：4
　　血栓が左房や左室内、あるいは大動脈などの太い動脈に発生した場合は、脳や腎臓・心臓、腸や下肢の末梢に梗塞あるいは壊死を生ずる。血栓が静脈系に発生した場合は、肺動脈の血栓塞栓症となり、肺梗塞を生じる。

Q15 解答：1
　　組織液の増加した状態のことをいう。局所の炎症による血管壁透過性の亢進、うっ血による毛細血管内圧の上昇、低タンパク血症や電解質異常による血漿膠質浸透圧の低下、悪性腫瘍によるリンパ管の閉塞に伴うリンパ液の循環障害などが原因となる。

Q16 解答：4
　　間歇性跛行の間歇性とは、間隔をおいて、起きたり、起きなかったりすること。跛行とは、びっこを引くような歩行障害。歩行などで下肢に負荷をかけると、次第に下肢の疼痛・しびれ・冷感を感じ、一時休息することにより症状が軽減し、再び歩行できるようになり、歩くとまた足が痛くなる症状を繰り返す。原因疾患としては全身性の動脈硬化症による下肢の閉塞性動脈硬化症や腰部脊柱管狭窄症などが多い。

Q17 解答：1
　　レイノー現象は強皮症などの膠原病にみられる、四肢末端の循環障害による。頚静脈の怒張は右心系の機能障害（右心不全）でみられ、リンパ管の還流障害では局所的な浮腫（リンパ浮腫、象皮症など）を示し、チアノーゼは還元ヘモグロビンの増加によって発症する。また上室性期外収縮は心房（すなわち心室の上、上室性）から発生する異所性興奮である。

Q18 解答：4
　　構成細胞の容積の増大を単純肥大とよぶ。構成細胞の数的増加、あるいは数的増加＋単純肥大（容積の増大）のいずれかを過形成とよぶ。

Q19 解答：4
　　細胞死は壊死とアポトーシスに分けられる。壊死は病的な細胞死であるのに対し、アポトーシスは壊死とは異なる遺伝子プログラムで制御された生理的な細胞死である。アポトーシスは老化などの生理的現象だけでなく、炎症や癌などの病的状態でも起こる細胞自殺過程であり、厳密には異なるがプログラムされた細胞死ともよばれることがある。

Q20 解答：2
　　胆汁中や赤血球に含まれるビリルビン（胆汁色素）が、血液中に高度に増加し、皮膚や粘膜、その他の諸臓器を黄染することを黄疸とよぶ。黄疸には、溶血性黄疸、肝性黄疸、閉塞性黄疸がある。
　　b．閉塞性黄疸では、直接型ビリルビンが上昇する。
　　c．溶血性黄疸では、間接型ビリルビンが上昇する。

Q21 解答：4
　　皮膚や粘膜などに壊死や外傷により欠損が生じた場合、新生した皮膚や粘膜によってもとの状態に戻すことを再生とよぶ。一般的に再生力の強い細胞や組織は、下等な機能を営む細胞や組織と考えられている。一方、脳神経細胞や心筋細胞では再生力は弱いか、もしくはみられない。ただし、肝細胞のみは例外である。

Q22 解答：1
　　2〜4はいずれも物質の欠損を生じ、欠損部に相当する量の肉芽組織が形成されるため、瘢痕を伴う二次性治癒となる。

Q23 解答：3
　　放射線被ばく後の長期観察では、放射性ヨウ素の甲状腺への取り込みによって甲状腺癌の発生をみることがある。その他、白血病も放射線被ばく後の長期観察が必要な腫瘍と考えられる。

Q24 解答：4
　　1．熱感は末梢小動脈・毛細血管の拡張によってもたらされる。
　　2．組織が感染を受け、好中球が浸潤して膿が形成されることをいう。
　　3．血管の拡張により血流量が増加し、液体成分の血管外への流出をまねくことで限局性の浮腫となる。このため腫脹が生じる。

Q25 解答：2
　　b．変質性炎症とは、細胞や組織内の変性あるいは部分的な壊死が主体となるもので、ウイルス感染による変化が代表的なもの。滲出性炎症とは滲出物を伴う炎症のことで、滲出物の種類により5つ（漿液性炎症、カタル性炎症、線維素性炎症、化膿性炎症、出血性炎症）に分類される。虫さされや熱傷による水疱の形成は、漿液性炎症に多くみられる。
　　c．蜂窩織炎とは、結合組織内の好中球浸潤を主体とする炎症であり、急性虫垂炎でしばしばみられる。急性虫垂炎は、カタル性虫垂炎、蜂窩織炎性虫垂炎、

壊疽性虫垂炎に分類される。

Q26 解答：4
　ニューモシスチス肺炎は、ニューモシスチス・イロベチーによる肺炎で、エイズの診断基準の1つである。ほかにカンジダ症やサイトメガロウイルス感染症、カポジ肉腫、脳症状などがある。

Q27 解答：3、5
　Ⅳ型（遅延型）アレルギー反応はツベルクリン型アレルギー反応ともよばれるように、ツベルクリン反応に代表される、細胞性免疫反応（T細胞（Tリンパ球）性免疫）を示すものであり、感作T細胞と同細胞が産生する各種サイトカインによって引き起こされる。

Q28 解答：1
　Ⅰ型アレルギー反応（アナフィラキシー反応）に相当する。この場合ハチに刺されることによって、抗原特異的なIgEが産生され、再び刺されることによって肥満細胞の表面に存在しているIgEに抗原が結合し、肥満細胞から化学伝達物質（ヒスタミンなど）が放出され、血管透過性亢進、平滑筋収縮などの反応が起こり、アナフィラキシーショックが起こる。

Q29 解答：4
　アナフィラキシーとは、即時型アレルギーで、IgE抗体と肥満細胞が結合し、抗原と反応することによって、刺激を受けた肥満細胞から化学伝達物質（ヒスタミンなど）が放出されて起こる反応である。気管支喘息やアレルギー性鼻炎、花粉症、蕁麻疹などがある。特発性血小板減少性紫斑病は、Ⅱ型（細胞傷害性）アレルギーである。血液型不適合反応やリウマチ性心筋炎、潰瘍性大腸炎などもⅡ型アレルギーである。

Q30 解答：3
　創傷の治癒過程における増殖期における変化としては、毛細血管の新生や線維芽細胞増生が重要である。コラーゲンの成熟は瘢痕化へ向かう過程でみられ、マクロファージによる細菌の排除は好中球浸潤に少し遅れて始まり、組織修復の為の増殖反応を誘導するが、増殖期の反応とはいえない。

Q31 解答：3、4
　急性炎症は数時間〜数日間に進行する反応である。組織学的には微小血管の反応が特徴で、血流増加を引き起こす血管内腔径の拡張、傷害を受けた局所への血管からの血漿成分の滲出、好中球を主体とした白血球浸潤がみられる。慢性炎症は急性炎症から移行して起こる病態であり、炎症が数週〜数年間持続したものである。組織学的にはマクロファージやリンパ球、形質細胞などの単核球浸潤、炎症反応に対する持続的な組織細胞破壊、新生血管の増生を含む修復と線維芽細胞の増殖を伴う線維化がみられる。

Q32 解答：2、4
　炎症の4徴候は、Celsus〈セルスス、紀元前30〜紀元後38年頃〉により発赤、発熱（熱感）、腫脹、

疼痛とされた。その後、Galenus〈ガレノス、129〜200〉により機能障害が加えられ5徴候となった。これらは、急性炎症の臨床的な肉眼的特徴を表現している。血管の拡張による血流増加に伴う皮膚の赤変（発赤）および熱感（発熱）、さらに血管透過性の亢進に伴う進出物の流出（組織液の増加）（腫脹）、続いて組織圧上昇や内因性発痛物質による痛み（疼痛）が生じる。壊疽は、壊死に合併して組織が腐敗した状態で、膿瘍は化膿性炎症が組織内に限局した状態、浮腫は組織液が過剰に増加した状態である。

Q33 解答：4
　抗原を提示して、T細胞を活性化する能力のある細胞を抗原提示細胞とよび、樹状細胞やマクロファージが該当する。抗原提示されたT細胞は活性化して増殖・分化し、種々の機能を発揮するようになる。抗原に対して最初に産生される抗体はIgMで、血清中に最も多く存在する抗体はIgGである。

Q34 解答：4
　敗血症は、肺炎や尿路感染症などあらゆる感染症により発症する全身炎症反応症候群である。発熱ないし低体温、頻呼吸、頻脈、好中球の増加ないし減少が診断の指標とされ、重症化すると多臓器不全や敗血性ショックに陥る致死率の高い病態である。

Q35 解答：1
　ラテックス製手袋など天然ゴム製品によるアレルギー反応は、ラテックスアレルギーとよばれ、接触部位や全身の蕁麻疹症状、咳、喘鳴、口唇や手足のしびれなどの症状を呈する。即時型アレルギー反応（Ⅰ型アレルギー反応）に含まれる。マスト細胞（肥満細胞）や好塩基球のIgE受容体にIgE抗体が結合し、さらにIgE抗体に種々のアレルゲンが結合することにより、マスト細胞や好塩基球からヒスタミンなどの化学伝達物質が放出され、全身反応であるアナフィラキシーショックやアレルギー性鼻炎、気管支喘息、蕁麻疹、ヨードアレルギーおよびラテックスアレルギーなどを生じる。
　Ⅱ型アレルギーは細胞障害型アレルギーとよばれ、標的となる細胞や組織に対する特異的な抗体が産生され、さらに補体が関与することによってアレルギー反応を生じるものであり、血液型不適合輸血や重症筋無力症などが含まれる。
　Ⅲ型アレルギーは免疫複合体型アレルギーとよばれ、抗原と抗体が結合し抗原抗体複合体が形成され、臓器や組織に沈着し、これに補体が関与することによって組織の損傷が起こるものであり、糸球体腎炎やSLE・関節リウマチなどの膠原病が含まれる。
　Ⅳ型アレルギーは感作されたTリンパ球によって引き起こされる細胞性免疫反応であり、感作されたTリンパ球に抗原刺激が加わることによってこれが活性化され、炎症性サイトカインを放出しアレルギー反応が起こる。遅延型アレルギー反応と直接型細胞障害に分けられる。接触性皮膚炎やツベルクリン反応、橋本甲状腺炎などが含まれる。

Q36 解答：3
　抗原によって感作されたTリンパ球による細胞性免疫反応はⅣ型アレルギーに相当し、ツベルクリン

反応は感作Tリンパ球による遅延型アレルギー反応の１つである。花粉症、蕁麻疹、アナフィラキシーショックはⅠ型アレルギー反応に含まれる。インフルエンザの予防接種では不活化ワクチン接種による免疫反応によって抗体産生を促すものである。

Q37 解答：4

接触性皮膚炎はⅣ型アレルギー反応のひとつである。

Ⅴ型アレルギーは標的となる細胞や組織に対する特異的な抗体が産生されるが、細胞や組織に抗体が付着することによって、機能亢進状態を引き起こす反応であり、バセドウ病などが含まれる。Ⅰ、Ⅱ、Ⅲ型アレルギーは前述の解説を参照ください。

Q38 解答：4

ヒト免疫不全ウイルス〈HIV〉は、これに親和性の高いCD４陽性を示すヘルパーT細胞〔CD４は他にマクロファージ、脳の神経膠細胞(グリア細胞)などにも発現する〕に感染し、これを破壊することによって、ヘルパーT細胞を介した免疫応答が傷害され、後天性免疫不全症候群(AIDS)を発症する。細胞障害性T細胞はCD８陽性であり、この細胞は保たれているため、CD４陽性細胞/CD８陽性細胞の比率は低下する。

Q39 解答：2

エイズは、ヒト免疫不全ウイルス(HIV)の感染によって種々の免疫不全症状を示すことをいう。HIVはヘルパーT細胞(B細胞の分化を促進し、抗体産生に重要なTリンパ球)に感染し、これを破壊することによって、免疫不全症状をきたすウイルスである。ニューモシスチス肺炎やカンジダ症、トキソプラズマ脳症などの日和見感染(23疾患)がみられる。HIVを含む血液、精液、腟分泌液、母乳が相手の粘膜部分や傷口などに接触することで感染する。HIV感染後、多くは10年以内にエイズを発症する。

Q40 解答：4、5

ヒト免疫不全ウイルス〈HIV〉の感染源は血液・精液・腟分泌液・母乳などであり、感染経路としては①輸血(現在では輸血製剤の厳重なチェックによりごくまれである)、②臓器移植、③医療事故、④麻薬などの静脈注射などからなる血液を介するもの、⑤性交時の接触感染、⑥母子感染などがある。
1. 感染者の嘔吐物との接触のみでは感染しない。
2. ヒト免疫不全ウイルス〈HIV〉の咳による飛沫感染や空気感染は起こらない。
3. 感染者の糞便との接触感染はおこらない。
4. 輸血による感染は起こりえるが、現在では輸血製剤の厳重なチェックによりごくまれである。
5. 感染者との性行為による感染がみられる。

Q41 解答：2

ヒト免疫不全ウイルス〈HIV〉感染は、HIVおよびHIV感染細胞を含んだ血液や体液によって起こり、重篤な免疫不全状態をきたす。まずHIVはヘルパーT細胞に感染これを破壊し、ヘルパーT細胞の減少によって免疫応答の低下を示す。HIV感染者が免疫機能の低下に続発して、①ニューモシスチス肺炎、カ

ンジダ症、クリプトコッカス症などの真菌感染症、②トキソプラズマ症などの原虫感染症、③肺結核や非結核性抗酸菌感染症などの細菌感染症、④サイトメガロウイルスなどのウイルス感染症、⑤カポジ肉腫や悪性リンパ腫などの悪性腫瘍を生じたものが、後天性免疫不全症候群(acquired immunodefiency syndrome；AIDS)といわれる病態となる。1．季節性インフルエンザ、3．ノロウイルス性腸炎、4．単純性膀胱炎はAIDSにおける病態とは異なる。

Q42 解答：2

食道からは扁平上皮癌が発生する。移行上皮癌(尿路上皮癌)は、主に尿路上皮が発生母地になるもので、膀胱や尿管、腎盂などの癌に多い。

Q43 解答：3

膵癌や胆道系の癌では、CA19-9の上昇をみることが多い。AFPは肝癌(肝細胞癌)などで上昇する。

Q44 解答：1

ボールマン分類は進行胃癌の分類である。

Q45 解答：3

肝細胞癌の原因として、肝炎ウイルスやアフラトキシン、アルコール、寄生虫などがあげられているが、肥満は直接の危険因子とはされていない。

Q46 解答：1

良性腫瘍は膨張性に発育するとともに、しばしば被膜を形成する。また、局所的には神経への圧迫症状や循環障害などをきたすことがある。発育速度は遅く、ほとんど転移しない。

Q47 解答：4

前立腺癌の腫瘍マーカーとしてPSA(前立腺特異抗原)が特異性が高い。AFPは肝細胞癌や卵黄嚢腫瘍、CA19-9は膵臓癌や胆道癌などの消化器癌に、CEAは消化器や肺などの腺癌に用いられる。

Q48 解答：4

胃癌の転移形式はリンパ行性転移、血行性転移、腹膜播種がある。所属リンパ節へのリンパ行性転移は早期よりみられるが、進行するにつれて遠位リンパ節へと及び、左鎖骨上窩リンパ節への転移はVirchow〈ウィルヒョウ〉転移とよばれる。また、胃癌の卵巣転移はKrukenberg〈クールケンベルグ〉腫瘍、ダグラス窩転移はSchnitzler〈シュニッツラー〉転移とよばれている。

Q49 解答：4

日和見感染は通常無害な病原体が宿主の免疫力低下に伴い感染症を起こすことで、細菌(MRSA、緑膿菌、レジオネラ、セラチアなど)や真菌(カンジダ、クリプトックス、ニューモシスチス・イロベチーなど)、ウイルス(ヘルペス、サイトメガロなど)、原虫(トキソプラズマなど)が原因となる。ニューモシスチス肺炎はニューモシスチス・イロベチーの日和見感染によって発症する。

Q50 解答：1、5
　　日和見感染を引き起こす病原体には、細菌（MRSA、緑膿菌、レジオネラ、セラチアなど）や真菌（カンジダ、クリプトコックス、ニューモシスチス・イロベチーなど）、ウイルス（ヘルペス、サイトメガロなど）、原虫（トキソプラズマなど）がある。

Q51 解答：1、3
1. 成人 T 細胞白血病（ATL）は、HTLV-1（ヒト T 細胞白血病ウイルス 1 型）感染が原因となる。HTLV-1 は出産・母乳・輸血あるいは性交渉などで感染するが、母乳を介する母親から乳児への感染が主な原因となる。また HTLV-1 に感染した人の約 5 ％が成人 T 細胞白血病（ATL）を発症するといわれている。
2. 単純ヘルペスウイルス（HSV）は産道感染や経胎盤性などの水平感染を示す。
3. イトメガロウイルスは尿・唾液などからの接触感染、子宮頸管粘膜・腟分泌液・精液を介する性行為感染、輸血や移植によるなどがあるが、最も多いのは尿や唾液などの接触感染である。また比較的多くの女性ではサイトメガロウイルス抗体を有しているが、妊娠中に初感染を受けた母親では、20 〜 40 ％の頻度で胎児に経胎盤感染を示し、5 〜 10 ％の頻度で先天性サイトメガロウイルス感染症を起こす。産道感染や母乳による乳児への感染もみられ、特に早産児では十分な抗体をもたないため、サイトメガロウイルス感染症を発症する可能性が高くなる。
4. 風疹ウイルスは①感染者の鼻汁などの分泌物に触れる接触感染。②感染者の咳などからの飛沫感染、③風疹ウイルスに感染している母親からの経胎盤感染。
5. C 型肝炎ウイルスの母乳感染は認めない。

Q52 解答：1
　　コプリック斑は麻疹にみられる、発疹が出現する 1 〜 2 日前に出現する口腔粘膜の斑点であり、臼歯の対側の頬粘膜にやや隆起した赤みを伴った約 1 mm 径の白色小斑点を示す。

Q53 解答：1
　　結核の感染経路は結核菌を含む 5 μm 以下の飛沫核を吸引することによる飛沫核感染（空気感染）である。腸管出血性大腸菌は汚染物の経口摂取による経口感染、ヒト免疫不全ウイルスは HIV 感染リンパ球を含む血液による血液感染および接触感染である。メチシリン耐性黄色ブドウ球菌（MRSA）は、多剤耐性能を示す黄色ブドウ球菌による接触感染や飛沫感染である。

Q54 解答：3
　　レジオネラは、循環水や入浴施設などの汚染された水から発生する微小な水滴（エアロゾル）を吸引することにより感染する。肺胞に到達したレジオネラはマクロファージに貪食された後、マクロファージ内で増殖してレジオネラ肺炎を引き起こす。B 型肝炎は汚染血液による血液感染や垂直感染、性感染（接触感染）、マラリアは蚊など媒介動物による媒介者（ベクター）感染、AIDS は HIV に感染したリンパ球を含む汚染血液による血液感染や接触感染である。

Q55 解答：2
　　結核は空気感染（飛沫核感染）、マラリアはハマダラ蚊の虫刺による感染、インフルエンザは飛沫感染および接触感染が感染経路とされている。麻疹（はしか）は麻疹ウイルスによる全身性の感染症で、主に小児が感染する。非常に感染力が強く空気感染するため、ワクチン接種による予防が重要となる。

Q56 解答：5
　　緑膿菌は水回りなどの生活環境に常在する弱毒細菌であるが、日和見感染や院内感染の病原細菌となる。ムコイド型緑膿菌は粘着性のあるバイオフィルムを細菌周囲に形成し、粘膜やカテーテルなどの医療器具表面に付着する。バイオフィルムは抗菌薬や免疫反応から細菌を保護するため、治療抵抗性を示す。

Q57 解答：4
　　チアノーゼは肺疾患や心疾患などを起因とし、動脈血酸素分圧や動脈血飽和度の低下などの血液の酸素化不足に伴い還元型ヘモグロビンが増加した状態（5 g/dL 以上）である。

Q58 解答：1
　　チアノーゼとは、動脈血中の酸素濃度が低下し、口唇などの粘膜や指の爪が青紫色となることをいう。ファロー四徴や心室中隔欠損症など先天性心疾患などでみられる

Q59 解答：2
　　狭心症とは、一過性の心筋の虚血状態によって引き起こされる前胸部痛、絞扼感、圧迫感などの発作を呈する疾患で、労作狭心症と不安定狭心症に分けられる。通常、発作時間は数分以内である。

Q60 解答：2
　　心不全の原因が左心系（左心房や左心室と大動脈）の心筋梗塞などによる収縮不全や大動脈弁疾患などによる血流の障害が急激に起こるのを急性左心不全という。肺静脈から肺にかけての血液のうっ滞や水分貯留が起こり、肺でのガス交換が不良になるために呼吸困難の症状が出る。

Q61 解答：2
　　肥大型心筋症は、心肥大の原因となる高血圧や弁膜症などがないにもかかわらず、不均一な心肥大に基づく左室拡張機能低下を呈する疾患である。肥大型心筋症の約 60 ％が常染色体優性遺伝に従う家族歴を有し、そのうち約 40 〜 60 ％の症例がサルコメア（心筋の収縮単位）の構成タンパクをコードする遺伝子変異により発症する。

Q62 解答：4
　大動脈解離は大動脈の中膜が2層に裂けた状態で、発症2週間以内は急性期とされる。診断には画像検査が必要で、とくに造影剤を用いた造影CT検査が行われる。解離した大動脈の範囲はStanford分類により分けられ、上行大動脈に解離があるものはA型、ないものはB型とされる。Stanford A型は緊急手術の適応となる。マルファン症候群は遺伝子異常によって結合組織がもろくなる疾患であり、若年者における大動脈解離の原因となる。

Q63 解答：2
　閉塞性動脈硬化症は、下肢の主幹動脈における粥状硬化症が原因で発症する。運動時は筋肉の酸素消費量が増加するが、血管の狭窄により十分な酸素が供給されないため、血管の支配領域に痛みが生じる。重篤化すると壊死に陥り、下肢切断となる。

Q64 解答：4
　出血性ショックでは皮膚の蒼白、冷汗、頻脈、呼吸不全などが症状としてあげられる。黄疸は血漿中のビリルビン濃度が上昇し皮膚や粘膜が黄染した状態であり、ビリルビンの生成量の増大や処理能力の低下などにより起こる。浮腫は血管浸透圧が高まることで血漿成分が組織間質に滲出して起こる。顔面紅潮は皮膚の毛細血管が拡張して血液がうっ滞するために起こる。

Q65 解答：3、5
　動脈内腔に存在する血管内皮細胞は、血管内での血液凝固を防止するために機能している。血管内皮細胞に傷害が発生すると白血球（単球やT細胞）が活性化され、動脈壁の内部に侵入する。血管壁に入った単球は泡沫細胞（コレステロールなどの脂肪性物質を蓄える細胞）へと変化し増殖する。

Q66 解答：2
　僧帽弁狭窄症の原因は、90%以上が幼少期のリウマチ熱である。弁膜の肥厚、石灰化、交連部の癒着と腱索の癒合などにより弁口が狭窄し、狭窄を代償するために左房の拡大や左房内圧が上昇する。その結果、肺高血圧症や心房細動、血栓梗塞症などの合併症が引き起こされる。僧帽弁領域の代表的な聴診部位は心尖であり、三尖弁領域は第5肋間胸骨左縁、肺動脈弁領域は第2肋間胸骨左縁、大動脈弁領域は第2肋間胸骨右縁とされている。

Q67 解答：4
1．気管支の単位で炎症が起こる最も一般的な肺炎である。
2．線維性結合組織からなる隔壁に囲まれた嚢胞状の気腔の集合した状態で、間質性肺炎に伴って発症する。
3．気管支肺炎の原因菌として、肺炎球菌やレンサ球菌、大腸菌、緑膿菌がある。間質性肺炎は、ウイルス感染、膠原病、薬剤、じん肺症などが原因である。

Q68 解答：3
a．ニューモシスチス・イロベチーが肺炎の原因と

なり、未熟児やエイズなど免疫不全状態で発症する。
d．食べ物や異物などの誤嚥によって起こる肺炎を嚥下性肺炎とよび、高齢者や全身状態の悪化している患者にみられる。下葉とくに右肺に多く認められる。気管支肺炎の形態を示すことが多い。

Q69 解答：4
1．肺癌の約15%を占め、太い気管支に好発する。
2．肺癌の約5%を占め、肺野末梢部に好発する。
3．肺癌の約15%を占め、予後が最も悪い。

Q70 解答：1
　腺癌は肺の末梢に発生する肺癌の代表的なもので、非喫煙者の女性もかかる癌。肺癌全体の約60%を占め、肺癌の中で最も発生頻度の高い癌。2番目に多い扁平上皮癌は男性に多く、肺門部の比較的太い気管支に好発する。扁平上皮癌の腫瘍マーカーとしてCYFRAとSCCが腺癌ではCEAなどが用いられる。

Q71 解答：4
　ブリンクマン指数は、1日の平均喫煙本数×喫煙年数で表される。指数が400以上であると肺癌のリスクが高まる。

Q72 解答：2
　職業性疾患（職業病）は多岐に及んでいるが、代表的な疾患としてはじん肺症（珪肺症、炭肺症）、林業従事者にみられる白ろう病、頚肩腕症候群などが含まれる。

Q73 解答：3
　アスベストが原因となる疾患には中皮腫（悪性中皮腫）、肺癌およびじん肺（石綿肺（アスベスト肺）などがあげられる。

Q74 解答：3
　慢性閉塞性肺疾患（COPD）は、慢性気管支炎や肺気腫とよばれてきた病気の総称である。喫煙が最大の原因とされており、診断は呼吸機能検査で行われる。COPDでは気腫化により肺が軟らかくなるため、肺コンプライアンスは上昇する。

Q75 解答：4
　小細胞癌は肺癌の約10〜15%にみられる組織型であり、肺の中枢側に発生することが多い。進行が速く転移しやすいため、悪性度が高い。癌が限局している場合には放射線治療が考慮されるが、進行している場合には化学療法が治療の中心となる。

Q76 解答：2
　急性扁桃炎とは、舌の付け根の両側にある口蓋扁桃というリンパ組織の急性炎症。原因として黄色ブドウ球菌〈Staphylococcus aureus〉、A群β溶連菌、肺炎球菌、レンサ球菌群などが成人の急性扁桃炎の原因菌。小児ではインフルエンザ菌が急性扁桃炎の原因菌の1つである。ウイルス感染なども原因となる。百日咳菌〈Bordetella pertussis〉は上気道感染を起こすが、急性扁桃炎は稀。インフルエンザ菌〈Haemophilus influenzae〉は上気道感染を起こ

すが、成人では急性扁桃炎の原因とはならない。ヘリコバクター・ピロリ〈Helicobacter pylori〉は胃炎や胃潰瘍の原因となる。急性扁桃炎の原因とはならない。

Q77　解答：1
　血行性転移は肝臓に最も多くみられ、その他には肺、骨、脳などにもみられる。

Q78　解答：4
　食中毒（微生物性）には微生物の経口摂取により腸管内で増殖・発症する感染型食中毒と産生毒素の摂取により発症する毒素型食中毒があり、カンピロバクターは感染型食中毒を起こす。セラチアは弱毒性で日和見感染の原因菌となる。レジオネラは汚染水から発生したエアロゾルの吸引による肺炎を起こす。ヘリコバクターは慢性胃炎や胃潰瘍を発症するほかに、胃癌やMALTリンパ腫との関連も指摘されている。
　感染型食中毒を引き起こす菌にはサルモネラ菌や腸炎ビブリオ、病原性大腸菌、セレウス菌、赤痢菌、コレラ菌などがあり、毒素型食中毒ではボツリヌス菌や黄色ブドウ球菌などがある。

Q79　解答：2
　胃粘膜筋板に達しない粘膜表層部の欠損をびらんとよび、これよりも深い胃壁の欠損を潰瘍とよぶ。胃壁への攻撃因子と防御因子のバランスが崩れることで発生すると考えられている。40～50歳代に好発し、胃の小弯側、とくに胃角部に多く発症する。ヘリコバクター・ピロリ菌の感染が原因として注目されている。

Q80　解答：1
　胃癌は早期胃癌と進行胃癌とに大別される。早期胃癌とは、癌の浸潤（深達度）が粘膜下層までにとどまっているもの（リンパ節転移の有無は問わない）と定義されている。ボールマン分類は進行胃癌の肉眼分類で、1型から4型までと5型（分類不能型）に分けられる。

Q81　解答：1
　胃癌の大部分は腺癌であるが、そのなかでも管状腺癌、低分化腺癌、印環細胞癌に分類される。進行癌では、胃周囲のリンパ節に転移がみられ、その他には腸間膜・後腹膜リンパ節、縦隔リンパ節、ウィルヒョウリンパ節などの転移が起こりやすい。早期癌は粘膜下層までで、筋層に達するものは進行癌である。

Q82　解答：4
　黄疸は胆汁色素の代謝異常により血中にビリルビンが上昇し、組織内に胆汁色素の黄色着色が起こる病態である。黄疸の判断は眼球結膜や皮膚の黄染によりなされるが、黄色人種の皮膚においては軽度黄疸の評価は難しい。

Q83　解答：1
　A型肝炎ウイルスの感染経路は、腸管で増殖して排泄されたウイルスを経口摂取することによる経口

感染である。B型肝炎ウイルスは汚染血液による血液感染や垂直感染、性行為感染（接触感染）である。C型肝炎ウイルスは血液感染が大部分を占め、垂直感染や性行為感染（接触感染）は非常に少ない。D型肝炎ウイルスは血液感染である。

Q84　解答：3
　B型肝炎ウイルスはスクリーニング検査の導入により血液感染は減り、性行為感染（接触感染）が主な感染経路となっている。感染後急性肝炎を発症し、1～2％が劇症肝炎に至る。不活性化ワクチンにより予防される。C型肝炎ウイルスは血液感染が多く、性行為感染（接触感染）は非常に少ない。感染後の症状は軽く、劇症化は極めて少ない。持続感染により約70％が慢性肝炎を発症する。ウイルスはエンベロープ蛋白の変異が激しいためワクチンの開発には至っていない。

Q85　解答：3、4
　肝硬変による線維化は肝臓への血流の妨げとなり、さまざまな肝障害を引き起こす。肝臓で合成されるアルブミンや血小板増殖因子のトロンボプラスチン、血液凝固因子の産生が低下することにより血小板数は減少し、プロトロンビン時間が延長する。アンモニアからの尿素合成も低下するため血中アンモニア濃度が上昇する。尿酸は細胞崩壊やプリン体生成亢進、腎機能低下により上昇する。

Q86　解答：3
　B型肝炎の感染経路は汚染血液による血液感染や垂直感染、性行為感染（接触感染）である。結核は結核菌を含む5μm以下の飛沫核を吸引することによる飛沫核感染（空気感染）、A型肝炎は腸管で増殖して排泄されたウイルスの経口摂取による経口感染、インフルエンザは5μm以上の飛沫粒子を吸引することによる飛沫感染である。

Q87　解答：3
　右季肋部はみぞおちの右側の肋骨の内側で、肝臓の底面である肝床部に付着する胆嚢のある場所で、胆石症による急性胆嚢炎の場合、鋭く・差し込む強い上腹部痛（疝痛）が周期的に反復して起こる。

Q88　解答：3
　ウィルムス腫瘍は腎芽腫ともよび、小児の腎臓に発生する代表的な悪性腫瘍。シュニッツラー転移は、胃癌がダグラス窩（直腸子宮窩）に転移したもの。クルーケンベルグ腫瘍は、胃癌の転移とくに印環細胞癌の卵巣転移により硬癌のような組織像をとって卵巣が腫大するもので両側転移を示す。ウィルヒョウ転移は、胃癌の左鎖骨上窩リンパ節への転移をいう。

Q89　解答：1
　頻回の嘔吐では多量の水分や電解質の喪失により脱水が起こりやすい。胃液中の胃酸も失われるので代謝性アルカローシスに傾く。出血などによる赤血球の減少は通常認めない。低カリウム血症は主に腎臓からの喪失や慢性の下痢などによる消化管からの過剰な喪失により起こるが、嘔吐でも起こる。

Q90 解答：1、2
　潰瘍性大腸炎とクローン病は炎症性腸疾患ともよばれ、主に10〜20歳代の若年者に発症する比較的稀な疾患であるが、年々増加している。潰瘍性大腸炎の症状は下痢や粘血便などで、40〜50歳代の比較的若年で大腸癌を合併するリスクが高い。クローン病は口から肛門までの消化管の粘膜に炎症や深い潰瘍・瘻孔を併発しやすい。

Q91 解答：2
　肝炎ウイルスはA、B、C、D、E型の5種類が知られており、B型のみがDNAウイルスで、他はRNAウイルスである。A、E型は経口感染、B、C型は血液・体液を介した感染、D型はB型肝炎の患者のみに感染する。とくに特徴的なのはB型で、母子感染によりHBVキャリアとなる。C型は持続感染状態になりやすく、症例の70〜80%は慢性化し、癌化の可能性が高いと報告されている。

Q92 解答：4、5
　胃食道逆流症（GERD）は、胃内容物の食道への逆流により起こる病気の総称である。食生活の欧米化、ピロリ菌感染率の低下などによる胃酸分泌量の増加や高齢人口の増加などにより近年日本でも急激に増加している。高齢者などで下部食道括約筋の弛緩などが原因となる。食道炎の強さと症状の強さは必ずしも一致せず、ストレスを感じやすいタイプで症状が強い場合もある。プロトンポンプ阻害薬などの胃酸の分泌を抑える薬物療法が中心である。胃から連続性に食道にかけて胃酸に強い円柱上皮化生を起こし、その上皮をBarrett上皮と呼び、存在する食道をバレット食道というが、腺癌の発生リスクが高い。

Q93 解答：2、4
　潰瘍性大腸炎は主として粘膜を侵し、びらんや潰瘍を形成する大腸の原因不明のびまん性炎症で、遺伝的要因と食生活などの環境要因などが複雑に絡み合って発病すると考えられている。持続性または反復性の粘血と血便などが特徴である。直腸に好発し、通常直腸から連続性に口側に広がる。粘膜は広くびまん性におかされる。縦走潰瘍はクローン病の特徴とされている。発症から期間が長くなると大腸癌のリスクが高くなる。

Q94 解答：1
　腹圧が上昇することで腸などの腹腔内臓器が鼠径部の筋膜や腱膜の隙間から脱出した状態であり、両足の付け根の鼠径部の内側に発生する内鼠径ヘルニアと外側に発生する外鼠径ヘルニアがあり、外側が多い。80から90%が男性で肥満傾向の中高年男性が多い。成人の鼠径ヘルニアの根治のためには鼠径部の筋膜が弱くなった部分をメッシュなどで補強する外科的手術が必要。

Q95 解答：4、5
　日本では男性に多く、60〜70歳台が多い。胸部中部食道が約50%で多く、次いで胸部下部食道などにも発生する。日本では扁平上皮癌が90%程度で多い。欧米では50%以上が腺癌。アルコールを過飲する男性に多く飲酒や喫煙が危険因子。放射

線に感受性があり、放射線単独での治療や抗がん剤との併用も行われている。

Q96 解答：5
　舌癌は日本では1年に5000人程度が診断され、全癌の約0.5%。好発年齢は高齢者が多いが、50歳未満も1/4程度みられる。男性に多い。好発部位は舌縁で舌の両脇の部分にできることが多い。舌を被う扁平上皮から発生する扁平上皮癌が多く、大多数を占める。深部に浸潤して、転移も起こす。

Q97 解答：4
　急性膵炎は膵臓から産生される消化酵素により膵臓などが消化される急性炎症で日本では増加傾向にあり、重症膵炎の死亡率は10%程度と高く重篤な病気。症状や原因の精査と性別および検査データや画像などから早期の的確な診断や重症度の判定と治療が必要。原因は多量の飲酒・アルコールと胆石で特発性（原因が不明）もある。男性に比較的多く、アルコールの頻度が高い。女性では胆石の頻度が高い。血清膵アミラーゼ値やリパーゼ値などで血中膵酵素の上昇を確認することが重要。血液検査で血小板数の低下、血清カルシウム値の低下やLDH値の増加などが重症度の判定となる。

Q98 解答：1、2
　肝硬変の重症度の評価で、肝性脳症の程度、腹水の量、肝臓でつくられる血清アルブミン値の低下、肝臓でつくられる血液凝固因子の低下によるプロトロンビン時間の延長、血清総ビリルビン値の上昇など5項目をそれぞれ1、2、3点で評価し、合計点で重症度をA（5〜6点）、B（7〜9点）、C（10〜15点）と判定する。Child-Pugh分類Cでは、3年生存率30%程度と生命予後が悪い。

Q99 解答：1、4
　急性胆管炎の主な成因は結石である。腹痛、黄疸、発熱のCharcot 3徴が典型的であるとされていたが、腹痛を呈さない症例も多い。

Q100 解答：1
　アルブミンはほとんどが肝臓でつくられ、肝硬変では血清アルブミン値3.5g/dl低下に減少する。肝細胞の障害などにより血清ビリルビン値が上昇する。アンモニアは腸管粘膜の酵素や腸内細菌によるアミノ酸や尿素の分解などにより多量に産生される。肝臓で分解されるが、障害により血中アンモニアが増加する。プロトロンビン時間は延長する。

Q101 解答：1
　多発性骨髄腫は、骨髄内、まれに骨髄外での形質細胞お腫瘍性増殖による疾患である。赤血球の連銭形成、形質細胞の増加、血沈亢進、単クローン性免疫グロブリン（Mタンパク）の増加、ベンス・ジョーンズタンパクの増加がみられる。ベンス・ジョーンズタンパクは、過剰に産生された免疫グロブリンの軽鎖（L鎖）由来の蛋白である。

Q102 解答：1
　貧血は病態を表す名称で、酸素運搬能力を示す末

15

梢血液中のヘモグロビン濃度の低下で判断する。脱水による血液の濃縮や水分過剰による希釈がないか確かめて、ヘモグロビン濃度がそれぞれ成人男性 13g/dL 以下、成人女性 12g/dL 以下を目安にする。

Q103 解答：1
　　鉄欠乏は最も一般的な貧血の原因であり、一般的にみられる症状として易疲労感、動悸、呼吸困難感、息切れや顔色不良や顔面蒼白などがあるが、鉄欠乏性貧血に特異的ではない。起立性低血圧や立ちくらみなども発現する。

Q104 解答：4
　　血友病の原因は、血液凝固第Ⅷ因子（FⅧ）（血友病A）または第Ⅸ因子（FⅨ）（血友病B）の欠乏で、凝固因子遺伝子の変異による。鉄欠乏性貧血は鉄分の不足による貧血。鉄欠乏の原因として消化管からの出血、月経による出血、食事からの鉄分の摂取不足などがある。再生不良性貧血は血液中の白血球、赤血球、血小板のすべてが減少する汎血球減少症の状態である。骨髄中の造血幹細胞が傷害されて起こる病気。成人T細胞白血病はヒトT細胞白血病ウイルス1型（Human T-cell leukemia virus type I）によって発症する。主に西南日本に多い。

Q105 解答：4
　　末梢血中のヘモグロビン（Hb）濃度（g/dL）が低下した状態を貧血という。ヘモグロビンは、赤血球に含まれているヘムタンパク質で、赤血球の赤い色素成分でもあり血色素ともよばれる。酸素分子と結合する性質をもち、肺から全身へと酸素を運搬する。

Q106 解答：1、2
　　重度の鉄欠乏では動悸などの通常の貧血の症状に加えて、物質を食べたいという異常な欲求である異食症や、その他、舌炎、口角症、匙形爪（匙状爪）なども発現する。

Q107 解答：3
1．比較的、高齢者に多く発生する。全身のリンパ節の腫脹や脾腫をみることがある。
2．アウエル小体は、急性骨髄芽球性白血病でみられる。
4．慢性骨髄性白血病は、顆粒球系の異常増殖を示す疾患で、肝臓や脾腫の腫大をみることがある。末梢血での白血球は異常な増加があり、好塩基球や好酸球も増加する。

Q108 解答：3
　　急性骨髄性白血病は骨髄において骨髄芽球の増生がみられ、これが末梢血液中に出現する状態であり、発熱、出血傾向および貧血を主症状とする。検査所見では赤血球や血小板は骨髄における骨髄芽球の増生によって産生が抑制され減少傾向を示し、貧血や出血傾向を生じる。急性骨髄性白血病では、末梢血液における白血球の分化度の分類で、成熟白血球と未熟な芽球の間の分化度を示す白血球が減少し、谷状の分化度の分布を示す。これを白血病裂孔とよぶ。急性骨髄性白血病ではミエロペルオキシダーゼ反応陽性は3％以上を示す（3％未満では急性リンパ性

白血病となる）。

Q109 解答：3
　　多発性骨髄腫は、形質細胞の単クローン性（腫瘍性）増殖とその産物である単クローン性免疫グロブリン（Mタンパク）の血清・尿中増加を呈する悪性腫瘍である。免疫グロブリンの軽鎖（L鎖）に由来するアミロイドタンパクが、全身の臓器に沈着すると臓器障害をきたす（ALアミロイドーシス）。

Q110 解答：2
　　糸球体腎炎は、臨床的には急性糸球体腎炎、急速進行性糸球体腎炎、慢性糸球体腎炎などに分類される。急性糸球体腎炎は、先行する上気道感染の1～3週間後に発症し、血尿、タンパク尿、浮腫、高血圧などの症状を呈する。A群β溶血性レンサ球菌（β溶レン菌）が起因菌である。

Q111 解答：2
　　腎不全とは、腎機能の低下や廃絶によって、体液の恒常性が保たれなく状態で、急性腎不全と慢性腎不全とに分けられる。カリウム（K）や尿素窒素（UN）、クレアチニンは上昇を示し、ナトリウムは低下する。

Q112 解答：2
　　ネフローゼ症候群とは、糸球体腎炎などにより、タンパク尿や低タンパク血症、脂質異常症、浮腫などをみる症候群のことである。糸球体基底膜の透過性が亢進するため、タンパクの漏出によりタンパク尿、血清中のタンパクの減少、血漿膠質浸透圧の低下により浮腫となる。

Q113 解答：4
　　ウィルムス腫瘍は小児に好発し、6歳以下が90％を占める。また、中胚葉性の腎芽細胞に由来する腫瘍であり、腎芽腫ともよばれ、血行性転移を起こしやすい。

Q114 解答：2
　　ウイルムス腫瘍は、血行性転移を起こしやすい。

Q115 解答：1
　　乏尿は、腎前性（血流関連）、腎性（内因性腎疾患）または腎後性（膀胱頸部の閉塞）などの原因で起こる。1日尿量が 400（～500）mL 以下の場合を乏尿とする。

Q116 解答：4
　　成人の1日尿量が 400（～500）mL 以下の場合を乏尿とする。50～100mL 以下を無尿とする。

Q117 解答：3
　　成人の1日の平均尿量は1000～1500mLで、500～2000mLが正常範囲。1日の尿量が2500mLを超える場合は多尿とよぶ。

Q118 解答：3
　　腎盂腎炎は、女性に多く発生し、細菌感染を原因とする腎盂ならびに腎実質の炎症で症状として血

尿、混濁尿、膿尿、細菌尿、発熱を特徴とする。一般に大腸菌が原因菌として多い。感染は通常、外陰部から尿道を経て膀胱炎の状態から、尿管を逆流して腎臓に及ぶ。腎臓の片側が多いが両側性もある。細菌培養には最初の1／3〜1／2の尿は取らずに中間尿を取り尿道の常在菌の混入を防ぐ。腎仙痛に典型的な激しい背部痛と肋骨脊柱角の叩打痛が特徴とされる。

Q119 解答：4

　透析導入の原因となった病気（原疾患）の1位は、糖尿病性腎症で、全体の約45％、2位は慢性糸球体腎炎で20％、腎硬化症が12％。多発性嚢胞腎は2〜3％、全身性エリテマトーデス（SLE）の際のループス腎炎などは1％未満と頻度が少ない。

Q120 解答：2

　高カリウム血症は①カリウムの排出障害（腎不全、アジソン病）、②細胞内カリウムの移行（火傷、代謝性アシドーシス、溶血性疾患）などが原因となる。また高カリウム血症では筋力低下、知覚障害、悪心、嘔吐などがみられ、心電図上ではT波の増高（テント状T波とよばれる）が特徴的である（＊低カリウム血症では心電図上T波の平低化や大きいU波の出現をみる）。Trousseau〈トルソー〉徴候（血圧計のマンシェットで収縮期血圧より高い圧を3分間以上かけることで、前腕の攣縮がおこる現象）であり、これは低カルシウム血症において認められる。高カリウム血症では腸蠕動音は亢進する。＊高カリウム血症では筋力低下を示すが、四肢の麻痺は低カリウム血症および高カリウム血症でも認められることがある。

Q121 解答：4、5

　慢性腎不全は腎機能が正常な状態の1／3以下となった状態であり、その原因としては糖尿病、高血圧が最も重要であるが、その他肥満、脂質異常症、高尿酸血症なども原因となりえる。慢性腎臓病の進行した状態であり、慢性腎不全が進行すると血液透析や腎移植が必要となる。慢性腎不全では夜間尿量の増加、頻尿（＊末期腎不全では尿量は減少する）、高血圧、嘔気・食欲不振などの尿毒症症状、代謝性アシドーシス、高カリウム血症、低カルシウム血症および高リン血症などを認める。

Q122 解答：1

　過活動性膀胱は膀胱に尿が十分に溜まっていない状態にもかかわらず、自分の意志とは関係なく膀胱が収縮してしまう病態である。症状としては、尿意切迫（急激に起こる抑えられない尿意）、昼間頻尿（就眠時以外に頻繁にトイレに行く状態）、切迫性頻尿（急に尿意が起こり、トイレに間に合わず尿失禁してしまう病態）、夜間頻尿（眠っている間に尿意で起きてしまい、何回もトイレに行く状態）などがみられる。病因としては脳血管障害、認知症、脊髄腫瘍、脊柱管狭窄症など、脳や脊髄の疾患が原因となるものや、前立腺肥大、加齢および原因不明のものなどがある。
1．尿意切迫は症状の1つである。
2．約半数の症例で尿失禁をみる。

3．必要な水分量の摂取制限は必要ないが、過剰な水分摂取やカフェイン摂取の制限によって、頻尿・尿失禁の改善は期待できる。
4．40歳以上の12.4％にみられるが、有病率は40歳以降年代別に上昇し、80歳台以上で有病率は最も高い。

Q123 解答：1、4

　水腎症は腎臓でつくられた尿の通り道である、尿管・膀胱・尿道（尿路と総称される）に、何らかの原因によって通過障害が起こり、尿の停滞が起こり、腎臓内で最初に尿が排泄される腎盂とよばれる部位が拡張し、これによって腎臓が腫大する状態である。原因としては、尿路系の炎症や腫瘍・結石など、尿の流れの障害をきたす疾患、尿管周囲の腫瘍などによる尿管の外方からの圧迫、とくに小児では腎盂・尿管移行部の狭窄などがあげられる。症状としては徐々に生じた水腎症では無症状のことも多いが、腰痛を生じたり、細菌感染を併発した場合には腎盂腎炎を発症する。治療は通過障害を起こしている原因の除去が第一であるが、原因によっては腎盂形成術（通過障害部の切除と、腎盂と尿管の吻合術）を行う場合もある。
1．前立腺癌による尿道狭窄も水腎症の原因となる。
2．陰嚢水腫は尿路系の通過障害にはならない。
3．ループス腎炎はSLEに伴った糸球体腎炎であり、尿路系の通過障害にはならない。
4．神経因性膀胱は排尿に関与する神経系の異常によって、膀胱の機能が障害され排尿障害が起こるものを指すが、一般的には原因のわからない排尿障害を総称することがある。また膀胱における排尿障害によって尿が停滞し、水腎症の発症をみることがある。
5．腎アミロイドーシスは糸球体や腎内の間質・血管壁などにアミロイドが沈着する疾患であり、尿路系の通過障害にはならない。

Q124 解答：4

　尿管・膀胱・尿道からなる尿路は本来無菌状態であるが、尿路に細菌などが侵入し、一定の症状を来した病態を尿路感染症とよんでいる。尿路感染症は上部尿路感染症と下部尿路感染症に分けられ、急性腎盂腎炎は上部尿路感染症の多くを占め、下部尿路感染症の多くは膀胱炎になる。急性腎盂腎炎は主に尿道から細菌が侵入し、逆行性に腎盂に菌が到達することによって発症し、原因としては大腸菌や緑膿菌などのグラム陰性桿菌が多いが、とくに大腸菌感染の頻度が高く、単純性腎盂腎炎の70％程度を占める。急性腎盂腎炎の症状としては排尿時の痛み、頻尿、残尿感などがあり、発熱や悪心・嘔吐などの症状や、腰・背部痛などもみられる。
1．女性に多く発症し、その理由としては尿道が短い、肛門と尿道の距離が近いなどがある。
2．両腎性もみられるが、片側性に発生することが多い。
3．初尿は外陰部や亀頭などに付着した細菌の混入がみられるため、細菌培養には中間尿を用いる。
4．原因菌としては大腸菌や緑膿菌などのグラム陰性桿菌が多い。

Q125 解答：3

膀胱は骨盤の中にある、尿を貯める袋状の構造を示し、粘膜は尿路上皮によっておおわれている。膀胱癌の大部分（90％以上）は膀胱の粘膜面をおおっている尿路上皮が癌化したものであり、尿路上皮癌とよばれる。血尿（尿潜血陽性あるいは肉眼的血尿）がみられ、頻尿、排尿時痛、残尿感などの腎盂腎炎に類似した症状を示すが、癌が進行すると排尿困難や腰・背部痛などがみられる。検査はまず尿細胞診検査を行い、疑いがあれば、膀胱鏡検査や超音波検査を施行し、膀胱がんと判定された場合はさらにCT、MRIなどの画像診断を行い、癌の広がりの状態を調べる。治療には癌の進行度によって、経尿道的膀胱腫瘍切除術（TURBT）や膀胱内へのBCG注入療法、および抗癌剤投与や膀胱全摘除などが選択される。

1．女性ホルモンであるエストロゲンは膀胱癌の発生に対して抑制的に働くが、男性ホルモンであるアンドロゲンは膀胱癌形成に関与し、そのため男性の発生率が女性に比べ3〜4倍高い。

2．膀胱癌の多く（90％以上）は尿路上皮癌を示す。

3．経尿道生検や経尿道的膀胱腫瘍切除術によって、非浸潤癌か浸潤癌か知ることができ、治療法の選択に重要な検査となる。また経尿道的膀胱腫瘍切除術は診断と治療を兼ねることができる。

4．表在性の癌の治療には、経尿道的膀胱腫瘍切除術（TURBT）や、BCGあるいは抗癌剤の膀胱内注入を行う。

Q126 解答：1

トリコモナス原虫による感染で内服治療を必要とし、また再発の多い疾患である。

Q127 解答：1

子宮内膜増殖症は、卵巣から分泌されるエストロゲンの過剰状態で起こる、子宮内膜の異常増殖をきたす疾患である。

Q128 解答：2

子宮癌のうち子宮頚癌は80〜85％を、子宮体癌は15〜20％を占める。

Q129 解答：2

前立腺癌は60歳以上の高齢者に多く発生し、平均発症年齢は70歳前後である。微小癌である場合も多く、また尿道から離れた辺縁域に発生する頻度が高く、臨床症状の乏しいことも多く、他の疾患で死亡した後の病理解剖で初めて発見される潜伏癌や、転移巣の症状に対する検査で初めて原発部位である前立腺癌が発見されるオカルト癌などもある。診断としては腫瘍マーカーの1つである血中前立腺特異抗原（PSA:prostatic specific antigen）の測定が広く行われているが、血中PSA値の上昇を示す場合は、診断確定のため前立腺針生検による病理組織検査が施行される。治療にはアンドロゲン作用を抑える内分泌療法や、放射線治療、前立腺切除術などが行われる。

1．前立腺癌はリンパ節転移と骨転移が多い。肺転移は骨転移に次いで多いが、肺転移は5〜8％

程度と考えられている。

2．血清中のPSA値の上昇がみられる（前立腺癌検診として血中PSA値の測定が含まれる）。

3．60歳以上の高齢者に多く発生し、平均発症年齢は70歳前後である。

4．テストステロン補充療法は男性更年期障害の治療などに用いられ、前立腺癌治療には用いられない。反対に前立腺癌治療薬には前立腺癌細胞内のテストステロンを抑制するものもある。

Q130 解答：2

乳癌の検査には①外表から肉眼的に確認する視診、②しこりの有無を触って検査する触診、③マンモグラフィ検査、④超音波検査を行う。癌の疑いがある場合は、穿刺吸引細胞診検査や針生検による病理組織検査を行う。また癌が確定された場合は、CT検査、MRI検査、骨シンチグラフィ検査、PET検査などを追加し、癌の広がりや転移の有無を調べる。

1．触診は侵襲性の高い検査とはいえない。

2．分泌された乳汁に対する細胞診検査もあるが、一般に乳癌の細胞診検査では、病変に対する針穿刺および吸引による癌細胞の有無を調べるものであり、針生検による病理組織検査とあわせ侵襲性は高いが、癌の確定には必要となる。

3．侵襲は低い。

4．侵襲は低い。

5．乳房に対する圧迫はあるが、侵襲性は低い。

Q131 解答：1

萎縮性腟炎は閉経後の女性ホルモン（エストロゲン）分泌低下によって、腟や外陰部の乾燥および萎縮をきたし、細菌感染が起こりやすくなり、炎症やおりもの（帯下）の増加および出血、性交痛などを生じる。

1．腟の乾燥により性交時の痛みを生じる。

2．黄色調の帯下（おりもの）をみる。

3．腟壁の肥厚はみられず、腟粘膜は萎縮する。

4．腟粘膜の乾燥により自浄作用が低下し、細菌感染が起こりやすい状態となる。

5．閉経後の女性ホルモン（エストロゲン）分泌低下が原因となる。

Q132 解答：1

エストロゲン（卵胞ホルモン）とプロゲステロン（黄体ホルモン）は、女性の身体の仕組みをコントロールするホルモンであり、このうちエストロゲンは8〜9歳頃から卵巣から分泌され、思春期における乳房の成長や子宮・腟の発育を促進する。初潮を過ぎて閉経に至るまでの間、月経周期内において前途のプロゲステロンとともに増減を繰り返す。また30歳半ばまでの性成熟期に分泌が活発となるが、閉経前後10年程度の更年期から老年期に入ると、ホルモンバランスが崩れやすい状態から分泌の持続的な低下状態となる。エストロゲン分泌低下による症状としては、①萎縮性腟炎による性交痛や帯下の増加、②骨粗鬆症（エストロゲンによる骨吸収を抑制する働きが低下し、骨が脆くなる状態）－ 骨折しやすい状態となる、③自律神経障害、④精神・神経障害（憂うつ感、不眠、頭痛など）があげられる。

1．エストロゲン分泌低下は、エストロゲンによる骨吸収を抑制する働きが低下し、骨吸収と骨形成のバランスが崩れ、骨量の低下（骨粗鬆症とよばれる状態）を示す。
2．エストロゲンは体内に脂肪蓄積を促進させる酵素（アルデヒド脱水素酵素）活性を抑制するが、エストロゲン分泌低下によってこの抑制作用が減少し、内臓脂肪が増加する。
3．エストロゲンは脳血流量の増加と、脳への糖の取り込みを増加する作用があるが、エストロゲン分泌低下によって脳血流は減少する。
4．エストロゲン分泌低下に伴って、血中の総コレステロール値は上昇するが、いわゆる善玉コレステロールとよばれるHDLコレステロールは減少し、動脈硬化の発生が促進される。

Q133 解答：4
　アジソン病は、副腎皮質機能低下症である。結核や自己免疫機序によるもの、血栓症、癌の転移が原因となる。副腎皮質機能亢進症の代表的な疾患はクッシング症候群である。

Q134 解答：4
　バセドウ病の症状として、頻脈、甲状腺腫、眼球突出（メルセブルグの3徴候）がみられる。テタニーとは神経・筋の易興奮性状態であり、副腎皮質機能低下症でみられる徴候である。

Q135 解答：2
　糖尿病はインスリンの作用不足による慢性の高血糖状態を主徴とする代謝障害で、早朝空腹時血糖やヘモグロビンA1c（HbA1c）、経口ブドウ糖負荷試験（OGTT）が指標となる。尿酸値は痛風など、赤血球沈降速度は炎症をはじめとするさまざまな疾患、プロトロンビン時間は凝固因子の異常などの指標となる。

Q136 解答：2
　ストレス下では交感神経の働きが強くなり（亢進状態）、副腎髄質などからアドレナリンが分泌される。また視床下部より副腎皮質刺激ホルモン放出ホルモンが分泌され、これによって脳下垂体前葉よりの副腎皮質刺激ホルモン分泌亢進が起こり、最終的には副腎皮質よりのコルチゾール分泌も亢進する。

Q137 解答：1
　更年期にかけて卵巣内の卵胞の数は減少し、閉経後では著明な減少やほとんどない状態となり、これにより卵胞ホルモンは減少する。卵胞ホルモン以外は、下垂体前葉より分泌されるホルモンであり、閉経後の減少はみられない。

Q138 解答：1
　高血圧症には85〜90%を占める原因の不明瞭な本態性高血圧症と、何らかの原因によって発症する二次性高血圧（高血圧症の10〜15%を占める）に大別される。二次性高血圧症はホルモン分泌異常、腎疾患および薬剤の副作用などが原因としてあげられるが、ホルモン分泌異常症としては原発性アルドステロン症におけるアルドステロン分泌亢進による高

血圧症がある。ソマトスタチンは主に膵臓のD細胞で分泌されインスリン、グルカゴン、成長ホルモン分泌を抑制する。グルカゴンは膵臓のA細胞で分泌され、血糖を上昇させる働きや脂肪分解に関与する。メラトニンは松果体から分泌され、網膜から入る光刺激によって調節され、自然な眠りを誘発する、いわゆる"睡眠ホルモン"とよばれるホルモンである。

Q139 解答：2
　Cushing〈クッシング〉症候群は副腎皮質ホルモンの1つであるコルチゾールの過剰分泌によって起こり、①副腎皮質腫瘍（腺腫や癌）および副腎皮質過形成、②副腎皮質刺激ホルモン（ACTH）産生下垂体腺腫（クッシング病とよばれる）、③異所性ACTH産生腫瘍（肺小細胞癌やカルチノイド腫瘍などが代表的）が主な原因となる。症状としては満月様顔貌、中心性肥満、骨吸収の亢進や骨新生の抑制による骨粗鬆症、糖尿病、高血圧、月経異常などがあげられる。
1．Cushing〈クッシング〉症候群と貧血の直接的な因果関係はない。
2．副腎腫瘍などにおけるアンドロゲンの過剰分泌によって月経不順や不妊の原因となることがある。
3．中心性肥満を起こし、体重は増加傾向を示す。
4．通常Cushing〈クッシング〉症候群は肝機能低下の原因とはならない。

Q140 解答：1
　褐色細胞腫は副腎髄質に発生する腫瘍であり、カテコールアミンを産生し高血圧症や血糖値の上昇をきたす。症状としては頭痛や動悸、発汗異常などがみられる。
2．中心性肥満はCushing〈クッシング〉症候群で認められる。
3．満月様顔貌もCushing〈クッシング〉症候群で認められる。
4．血清カリウム濃度の低下はCushing〈クッシング〉症候群や原発性アルドステロン症、下痢・嘔吐などで認められる。
5．副腎皮質ホルモンの産生の亢進は副腎腫瘍や過形成、副腎皮質刺激ホルモン（ACTH）産生下垂体腺腫、異所性ACTH産生腫瘍（肺小細胞癌やカルチノイド腫瘍など）で認められ、Cushing〈クッシング〉症候群や原発性アルドステロン症などは副腎皮質ホルモンの産生の亢進状態を示す。

Q141 解答：4
　下垂体腺腫はホルモン過剰分泌による臨床症状の発現を示す機能性腫瘍と、分泌過剰症状を示さない非機能性腫瘍の2つに大別される。それ以外にも腫瘍による脳組織の圧迫による頭痛や、視神経圧迫による視野欠損、正常下垂体の圧迫による下垂体ホルモン分泌抑制による症状や、下垂体後葉ホルモンである抗利尿ホルモン（ADH）分泌低下による尿崩症を生じることがある。機能性下垂体腺腫では、成長ホルモン（GH）過剰分泌による先端巨大症、副腎皮質刺激ホルモン（ACTH）過剰によるCushing症候群（Cushing病；高血圧、糖尿病、中心性肥満、満

月様顔貌など)、プロラクチン(PRL)過剰分泌による出産後と関係ない乳汁分泌、月経不順などがみられる。
1. 褐色細胞腫は副腎髄質より発生する腫瘍である。
2. 下垂体はトルコ鞍と呼ばれる頭蓋骨の窪みの中にあり、下垂体腺腫の存在によりトルコ鞍は拡大を示す。
3. 視野障害としては視神経の走行と下垂体の関係より、典型的な症状としては両側外側の視野欠損を示す、両耳側半盲とよばれる状態となる。
4. 下垂体腺腫の治療としては薬物治療や放射線照射を行うことがあるが、外科治療としては通常経鼻的、経蝶形骨洞法による腫瘍摘出術がある。

Q142 解答：3
脳梗塞は、脳動脈硬化症をもとにした脳血栓症や脳梗塞障が原因で発症する。片麻痺や感覚障害、失語、失認などの症状があり、一過性脳虚血発作(めまい、意識障害、構音障害など)が前駆症状としてみられることが多い。睡眠中や起床後まもなく出現することが多い。

Q143 解答：1
成人、小児ともに神経膠腫が最も多い。成人では髄膜腫や神経鞘腫や転移性腫瘍がある。小児では髄芽腫や頭蓋咽頭腫が発生する。

Q144 解答：2
クモ膜下出血は脳動脈瘤の破裂が主体を占める。他には脳動静脈奇形の破綻が5〜10%を占める。

Q145 解答：2
1. パーキンソン病は、中脳黒質や青斑核のメラニン含有神経細胞の変性・脱落によって、黒質でのドーパミンの生成が減少する。
3. 筋萎縮性側索硬化症(ALS)は、小手筋における筋萎縮に始まり、手、腕、肩甲部などへ進行し、全身の筋萎縮に進むが、眼球運動は障害されない。
4. 多発性硬化症は、中枢神経系の主に白質内に、脱髄巣が多発性に形成される疾患で、30歳代に発症のピークがある。企図振戦や眼球震盪、知覚異常、運動失調などがみられる。

Q146 解答：2
パーキンソン病では、筋硬直、振戦、寡動を3徴候とする。羽ばたき振戦とは肝性脳症の早期にみられる症状で、腕を伸ばしたり手を広げたりしたときに、不規則なふるえが起こることである。

Q147 解答：2
頭蓋内の神経鞘腫の多くは第Ⅷ脳神経(聴神経)に発生し、小脳橋角部腫瘍の80%を占める。

Q148 解答：1
高血圧性脳出血は高血圧症のある中高年に起こる原発性脳内出血で、持続性高血圧による動脈障害などが原因となる。好発部位は大脳基底核の被殻外側部に最も多く、次いで視床、橋、小脳の順にみられ

る。

Q149 解答：3
クモ膜下出血の70〜80%が脳動脈瘤破裂に起因するとされており、脳動脈瘤が発見された場合は治療の適応について考慮される。クモ膜下出血は40〜60歳に多く、危険因子としては喫煙習慣、高血圧保有、過度の飲酒があげられる。若年では脳動静脈奇形の破綻が多い。

Q150 解答：2
まずCTで白く描出される(高吸収)のは骨や石灰化、出血などであり、水や空気、脂肪などは黒く描出される(低吸収)。
1. 皮下出血では頭蓋骨の外側に出血部位が確認される。
2. 境界明瞭な凸レンズ状の出血(高吸収域)が確認され、硬膜外出血(硬膜外腔の出血)を示す。
3. クモ膜下腔の出血(クモ膜下出血)では髄液が存在し、本来黒く描出されるクモ膜下腔が、出血によって白く描出される(高吸収域)となる。
4. 脳実質内出血では脳実質内に白く描出される(高吸収域)が存在することで判定される。
5. 脳室内出血では、提示されたCT像のように黒く描出されている脳室が、白く描出される(高吸収域)状態を示す。

Q151 解答：2
Alzheimer〈アルツハイマー〉病はアルツハイマー型認知症を示し、初老期以降に徐々に進行する認知障害を主症状とし、脳のびまん性萎縮を示す。とくに側頭葉内側、前頭葉にみられ、大脳皮質にβアミロイドの沈着、老人斑(βアミロイド、腫大した変性神経突起、グリア細胞からなる)やアルツハイマー神経原線維変化などを認める。初期症状としては最近の出来事を忘れることが多くなり、続いて錯乱が強くなり、記憶以外の精神機能も障害されるようになる。
1. 原因は明確にはなっていないが、5〜15%の症例では遺伝的な要因の関与があるといわれている。高血圧や糖尿病も発症を促進するとは考えられているが、直接的な原因とはいえない。
2. βアミロイドの沈着や、βアミロイド、腫大した変性神経突起、グリア細胞からなる老人斑の形成を認める。
3. 初期より記銘力低下(いわゆるもの忘れ症状)が始まる。
4. MRI検査では内側側頭部の選択的萎縮が特徴的である。
5. 脳血流シンチグラフィ所見では頭頂葉から後部帯状回の血流低下を認める。

Q152 解答：5
Guillain-Barré〈ギラン・バレー〉症候群は上気道感染や下痢を伴う胃腸炎に続発して起こる、急性免疫性末梢神経障害であり、自己の末梢神経に対する抗体(抗ガングリオシド抗体)が産生されることによって発症する。手足のしびれや力が入らないといった症状が出現し、その後急速に症状が進行し、重症例では四肢麻痺や呼吸筋麻痺、顔面神経麻痺、複視、

嚥下障害などもみられる。多くの症例では４週間以内に症状のピークを迎え、症状の回復がみられる。
1．小児～高齢者まであらゆる年齢層に認められる。
2．上気道感染や下痢を伴う胃腸炎に続発して起こり、遺伝的な要因はみられない。
3．末梢神経障害をきたし、骨格筋の病変ではない。
4．症状は３～４週間目にピークを迎えるが、日内変動は認めない。
5．抗ガングリオシド抗体が産生される。

Q153 解答：1

運動ニューロンには①骨格筋の運動を支配する脊髄前角細胞由来である下部運動ニューロンと、②随意運動時に脊髄前角細胞へ刺激を伝える、大脳皮質の神経細胞からの上部運動ニューロンがある。筋委縮性側索硬化症（amyotrophic lateral sclerosis；ALS）は上位運動ニューロンと下部運動ニューロンの両者が選択的かつ進行性に変性・消失する原因不明な疾患である。主に40～60歳頃に発症し、2～3年の経過で死亡することが多い。痙性麻痺と筋委縮を主症状とするが、上肢の筋委縮と筋力低下が主体となる上肢型、下肢の筋委縮と筋力低下から始まる下肢型、構音障害、嚥下障害といった球麻痺が主体となる球型に分けられる。上位運動ニューロン障害によるものは中枢性麻痺（核上麻痺）をきたし、脳梗塞や脳腫瘍などが代表となる。下位運動ニューロン障害には末梢性麻痺（核下麻痺）とよばれ、脊髄性筋委縮症などがある。

Q154 解答：1

髄膜炎は細菌、ウイルス、真菌などの感染や自己免疫機序によって発症するが、細菌性髄膜炎は髄膜炎菌、肺炎球菌、インフルエンザ桿菌などによって起きるが、その他、B群レンサ球菌、黄色ブドウ球菌、緑膿菌、大腸菌などでも起こる。また細菌性髄膜炎の症状としては、発熱、頭痛、嘔吐が主な症状であるが、項部硬直（首が動かしにくくなる状態）、大腿筋が動かしにくくなる硬直状態（Kernig〈ケルニッヒ〉徴候）、首を屈曲すると股関節・膝関節の屈曲が誘発される（Brudzinski〈ブルジンスキー〉徴候）、羞明などの髄膜刺激症状や意識障害、痙攣などがみられる。
1．羞明は細菌性髄膜炎においてみられる、髄膜刺激症状の１つである。
2．羽ばたき振戦は肝性昏睡の早期にみられる不随意運動の１つであるが、その他尿毒症、脳血管障害などでも認められる。
3．レイノー現象は発作的に手足の指が蒼白となる現象であり、強皮症や関節リウマチなどの膠原病や甲状腺機能低下症、クリオグロブリン血症などの続発性レイノー症候群と原因のはっきりしない原発性レイノー症候群がある。
4．ブルンベルグ徴候は患者の腹壁を手で垂直に押したあと、急に手を離すと鋭い痛みを生じる症状であり、腹膜炎における腹膜刺激症状の１つである。

Q155 解答：3、4

もやもや病（ウィルス動脈輪閉塞症）は脳動脈の進

行性狭窄、閉塞による脳虚血症状（意識障害、脱力、麻痺など）と脳出血（脳室内出血・クモ膜下出血・脳内出血）を認めるが、無症状で経過するものもある。指定難病であり、RNF遺伝子異常を示し、家族性発症を10～20％に認める。
1．指定難病である。
2．遺伝子異常が関与する。
3．クモ膜下腔の血管（ウィルス動脈輪）に病変がみられる。
4．動脈の進行性狭窄、閉塞による病変である。
5．遺伝子異常が原因の１つとされているが、ウイルス感染による誘発の有無は確定していない。

Q156 解答：3

重症筋無力症は神経筋接合部において、神経伝達物質（アセチルコリン）の受容体が自己抗体により攻撃される自己免疫疾患。全身の筋力低下、易疲労性を特徴として、とくに眼瞼下垂、複視などの眼の症状を起こしやすい。アセチルコリン受容体抗体をもつ患者さんの約70％に胸腺の異常（胸腺腫、胸腺過形成）がみられるため、手術療法として胸腺摘出が行われる。クリーゼとは嚥下障害、構音障害や呼吸症状が急激に増悪し、全身の筋力低下・呼吸不全に至った状態をいい、気道確保（気管内挿管、気管切開）や人工呼吸器管理などの緊急処置が必要となる。抗コリンエステラーゼ薬は治療効果を得にくいため中止する。

Q157 解答：4

重症筋無力症は運動神経末端から、骨格筋に情報を伝達する神経筋接合部において、情報伝達物質であるアセチルコリンの受容体（アセチルコリン受容体）に対する自己抗体が産生され、神経筋接合部における情報伝達が阻害される自己免疫疾患の１つである。筋力低下・眼瞼下垂・嚥下障害を主徴候とし、朝より夕方に症状が強くなる日内変動や、運動後の増悪および休息による改善などの症状の変化がみられる。自己抗体産生には胸腺がかかわっているとされ、胸腺腫の合併などをみることがある。また筋組織自体には変化を認めない。治療にはステロイド投与や血液浄化療法、症例によっては胸腺摘出も考慮される。
1．女性にやや多く発症する（男性：女性＝1：1.15）。
2．心肥大はみられず、胸腺肥大（過形成）や胸腺腫の合併をみることがある。
3．朝より夕方に症状が強くなる。
4．アセチルコリン受容体に対する自己抗体産生を示す、自己免疫疾患の１つである。
5．発症年齢の中央値は59歳である。

Q158 解答：4

幻肢痛とは切断されて存在しない手や足に痛みを感じる断端合併症の１つである。また切断して存在しない部位に感覚を生じるのは幻肢感覚とよぶ。幻肢痛は装具装着や日常生活に支障を生じる。原因としては切断部位の断端部に発生した神経腫や、切断面における瘢痕組織による異常興奮、切断前の痛みの記憶、脳や脊髄での伝達異常や異常興奮など、脳の可塑性発現（脳内の神経ネットワークが成長と再

編を通して変化する)が考えられている。
1. 術後の断端合併症である。
2. 幻肢痛の薬物療法としては、鎮痛剤(アセトアミノフェンなど)、抗うつ薬、抗てんかん薬などが使用される。
3. 細菌感染は関与しない。
4. 幻肢痛は切断されて存在しない手や足に痛みを感じる断端合併症の1つである。

Q159 解答：2
　ばね指(弾発指)は腱鞘炎などによって、手を握ったりする運動時に屈筋腱が浮き上がらないように抑える役目の靱帯性腱鞘に、肥厚した腱が引っ掛かり、同部位の痛みや腫脹がみられ、円滑な動きができない"ばね現象"を生じる病態である。
1. 更年期の女性に多く発症するが、妊娠や出産期にも認められる。またスポーツや指を多く使う人や、糖尿病、リウマチ、透析患者にもみられる。
2. 原因は腱(腱鞘)の炎症による。
3. 好発部位は母指、中指に多い。
4. 局所の安静や消炎鎮痛薬の内服、ステロイドの局所注射が行われ、改善しない場合や再発を繰り返すものは、腱鞘切開術を考慮する。

Q160 解答：5
　変形性関節症は加齢や筋力低下、肥満などを要因として、関節軟骨の菲薄化や消失を示す退行性変性疾患である。二次的に軟骨下骨の露出・肥厚や、関節辺縁での骨の増生(骨棘とよばれる)を生じ、関節の変形をきたす。一般的に女性に多く発症し、また膝関節・股関節に発症することが多いが、腰椎・頸椎および手の関節などにもみられる。症状としては一般的に関節周囲の疼痛、腫脹を示し、最終的には関節可動域の制限を生じる。
1. 女性に多く発症する。
2. 第一選択は薬物療法や運動療法などの保存的治療であるや、効果がみられず進行した場合は、骨切り術や人工関節置換術などの手術療法を行う。
3. 変形性膝関節症は膝関節に発症するものが最も多い。
4. 変形性膝関節症の多くは原因の不明瞭な一次性変形性膝関節症が占め、他の疾患や病態による二次性変形性膝関節症は少ないが、その原因としては感染症・出生時の関節異常・代謝性疾患などがある。
5. 経時的に進行する疾患である。

Q161 解答：1、2
　網膜は目に入った光を受け取ることによって、外界の状態を視神経を経て脳に伝える働きを行う。また網膜は10層の組織から構成されており、最深部を網膜色素上皮とよび、網膜剥離の多くはこの網膜色素上皮の部分で剥がれた状態である。
1. 眼底検査は診断確定に必要である。その他補助的に超音波検査なども行う。
2. 前駆症状として①飛蚊症(小さなごみのようなものが見える症状)、②光視症(視界のなかに閃光のようなものが見える症状)があるが、この

ような前駆症状を示さずに発症するものもある。
3. 夜盲はビタミンA欠乏で発症するが、現在ではビタミンA欠乏症は少なく、網膜色素変性症、脳回状脈絡網膜萎縮などが原因となる。
4. 重症例は増殖性硝子体網膜症とよばれ、剥離した網膜上に増殖膜が形成され、失明に至る場合もある。
5. どの年齢においても発症するが、20歳台と50歳台にやや多く認められる。とくに強度の近視を示す場合発症しやすい。

Q162 解答：2、5
　緑内障は視神経の障害によって、見えない場所(暗点)が出現したり、徐々に視野が狭くなる症状をみるが、緑内障の多くの患者では視野障害の自覚は乏しく、眼圧も正常状態を示す。隅角といった目の中を循環する液体である"房水"の流出路が見かけ上は開いている原発開放隅角緑内障と、隅角が狭くなり、最終的には閉塞する原発閉塞隅角緑内障に分類される。開放型緑内障のうち眼圧が正常状態なのに、視神経が血液循環障害や遺伝要因、免疫、ストレスなどの影響で障害されるものがあり、正常眼圧緑内障とよばれ高齢者に多くみられる。閉塞隅角緑内障では急激な眼圧の上昇による眼痛、頭痛、嘔気などの症状がみられ、急性緑内障発作とよばれる。
1. 眼球突出は甲状腺機能亢進症を示すバセドウ病、眼窩腫瘍、IgG4関連眼疾患などが原因となる。
2. 視神経萎縮などの障害がみられる。
3. 硝子体の混濁はブドウ膜炎や悪性リンパ腫、硝子体出血、強度の近視や加齢などが原因となる。
4. 眼底出血は糖尿病・高血圧・動脈硬化・外傷などが原因となる。
5. 眼圧上昇は緑内障の原因の1つである。原発開放隅角緑内障では眼圧は正常である。

Q163 解答：2
　帯状疱疹は水痘・帯状疱疹ウイルス(VZV)の感染症であり、中年以降の成人に多い。小児期に感染し水痘として発症するが、治癒後もウイルスが脊髄後根神経節に潜伏する。加齢や過労、ストレスなどにより免疫力が低下するとウイルスが再活性化し、神経の走行に沿って有痛性の水泡を生じる。

Q164 解答：1
　関節リウマチ(RA)は、自己免疫機序による関節内の滑膜における炎症反応(滑膜炎)で始まり、滑膜細胞の増生やリンパ球および形質細胞浸潤を示す。この滑膜炎の他に間質性肺炎やリウマチ結節形成、アミロイドーシスの合併などがみられる。また血管炎を合併した状態を悪性関節リウマチとよんでいる。

Q165 解答：3
　Sjögren〈シェーグレン〉症候群は慢性唾液腺炎、乾燥性角結膜炎を主症状とする自己免疫疾患の1つである。症状としては眼や口腔の乾燥状態、関節炎、レイノー現象などを示し、間質性肺炎を併発することもある。抗核抗体、リウマチ因子、抗SS-A/抗SS-B抗体などの自己抗体が検出される。

1．乾燥性角結膜炎を生じる。
2．男女比は1：17と女性に多く発症する。
4．抗核抗体はシェーグレン症候群の50〜90%に認められる。また抗核抗体陽性（40倍）は健常者においても20〜30%で認められる。

5．出血傾向は先天性・後天性および血管壁の異常、血小板減少・機能異常、凝固・線溶系の異常などさまざまな原因で起こるが、ビタミン欠乏ではビタミンC欠乏による壊血病が知られている。

Q166 解答：4
　皮膚筋炎はヘリオトロープ疹やGottron〈ゴットロン〉徴候（指関節背面の隆起性角化局面）などの皮膚病変と、筋力低下や筋肉痛などの筋症状をきたす。
1．環状紅斑は細菌感染やウイルス感染に続発したアレルギー反応、薬剤性、ベーチェット病・潰瘍性大腸炎、シェーグレン症候群などが原因となる。
2．蝶形紅斑の原因としては全身性エリテマトーデス（SLE）が代表的な疾患となる。
3．ディスコイド疹（円板状紅斑）は円板状全身性エリテマトーデス（DLE）や上記のSLEで認められる。
5．ヘリオトロープ疹は皮膚筋炎の皮膚症状の1つであり、眼瞼中心の紫紅色調の腫脹を示す。

Q167 解答：1
　関節リウマチは自己免疫疾患の1つであり、リウマトイド因子（rheumatoid factor；RF）とよばれる自己抗体が陽性となり、関節内の滑膜の炎症と増生からなるパンヌス（pannus）とよばれる肉芽組織形成を示す。30〜50歳台の女性（男性の約3倍）に多く発症する。症状は初期に朝のこわばり（morning stiffness）を示し、進行すると関節の腫脹や変形・関節痛を生じる。障害を示す関節は、通常は手指の小関節に始まり、手首、肘、膝などの大関節に波及する。
1．滑膜細胞に対する自己抗体の関与によって滑膜炎（リンパ球・形質細胞浸潤と滑膜被覆細胞の増生）を生じる。
2．主な炎症ではないが、血管炎（リウマトイド血管炎）を伴うことがあり、悪性関節リウマチとよばれる状態を示す。
3．骨髄炎は主に細菌・真菌による血行性感染や骨あるいは骨周囲の感染巣からの二次感染による。
4．骨軟骨炎は主にスポーツ外傷に含まれる、肘関節や膝関節・肩関節の離断性骨軟骨炎がある。
5．関節周囲炎は五十肩として知られている、肩関節周囲炎がある。

Q168 解答：1
　亜鉛は細胞膜の安定化やインスリンや核酸の合成に関与する微量元素であり、その欠乏によって味覚や嗅覚および視覚などの感覚障害や、生殖機能障害および骨・軟骨の異常などが発生する。

Q169 解答：2
1．壊血病はビタミンC欠乏で認められる。
2．ビタミンB₁欠乏では乳酸の蓄積に伴う代謝性アシドーシスを認める。
3．脚気はビタミンB₁欠乏で認められる。
4．悪性貧血（巨赤芽球性貧血）はビタミンB₁₂や葉酸欠乏で発症する。

Q170 解答：2
　Ménière〈メニエール〉病は、発作性突発性眩暈（めまい）、感音性難聴（内耳・聴神経・大脳の障害によって起こる難聴）、耳鳴を3徴候とし、その他悪心・嘔吐などを生じる難治性内耳疾患である。内耳に内リンパ水腫（内耳のリンパ液が過剰にたまった状態）を示すが、その原因は不明である。
1．感音性難聴を示す。伝音声難聴は、外耳や中耳に何らかの障害によって起こる難聴である。
2．発作性突発性眩暈（めまい）は、回転性めまいを示す。
3．発作時には制吐効果を有するメクリジン投与などの薬物療法を行う。外科治療には内リンパ嚢開放術などがある。
4．蝸牛と半規管・前庭の全体に内リンパ水腫が起こるため耳鳴、難聴となる。